国家级精品资源共享课配套教材

供三年制护理专业用

外科护理技术
实训指导与案例精选

主　编　李国芳

副主编　李佳敏　李德琴　杨志敏

编　者　（以姓氏笔画为序）

王玉珍　襄阳市中心医院

王哲敏　襄阳职业技术学院附属医院

叶红梅　中航工业三六四医院

冯继云　襄阳职业技术学院附属医院

许先芳　襄阳职业技术学院附属医院

孙　林　襄阳市中心医院

苏学华　襄阳市中心医院

李　季　襄阳市中心医院

李国芳　襄阳职业技术学院

李佳敏　襄阳职业技术学院

李袁林　襄阳市第一人民医院

李翠林　襄阳市中心医院

李德琴　襄阳职业技术学院

杨志敏　襄阳市中心医院

肖红琼　襄阳市第一人民医院

何红燕　襄阳市中心医院

张小红　襄阳市中心医院

张晓红　襄阳市中心医院

陈嘉莉　襄阳市中心医院

周凤琴　襄阳市中心医院

夏　萍　襄阳市第一人民医院

郭　萍　襄阳市中心医院

魏丛秀　襄阳市中心医院

华中科技大学出版社
http://www.hustp.com
中国·武汉

内容简介

本书是国家级精品资源共享课"外科护理技术"的配套教材。本书的编写团队由具有多年教学经验的一线教师及丰富临床经验的护理专家组成,使教材内容紧密联系外科护理工作实际。

本书由两部分组成,即外科护理技术实训指导和案例精选。实训指导部分包括操作标准、操作流程及评价标准,涵盖了外科护理岗位常用的专科操作技术,为学生学、教师教提供了丰富的教学资源。案例精选部分的每个案例都配有彩色图片,并有完整的病例资料及护理方面的内容,突出了教学内容的针对性、实践性和服务性。

本书可供高职护理专业教学使用,也可供在职护士继续教育使用。

图书在版编目(CIP)数据

外科护理技术实训指导与案例精选/李国芳　主编.—武汉:华中科技大学出版社,2013.8
ISBN 978-7-5609-9354-6

Ⅰ.外…　Ⅱ.李…　Ⅲ.外科学-护理学-高等职业教育-教学参考资料　Ⅳ.R473.6

中国版本图书馆 CIP 数据核字(2013)第 207560 号

外科护理技术实训指导与案例精选　　　　　　　　　　　　　　　　　李国芳　主编

策划编辑:居　颖
责任编辑:罗　伟　周　琳
封面设计:范翠璇
责任校对:周　娟
责任监印:周治超
出版发行:华中科技大学出版社(中国·武汉)
　　　　　武昌喻家山　　邮编:430074　　电话:(027)81321915
录　　排:华中科技大学惠友文印中心
印　　刷:湖北新华印务有限公司
开　　本:880mm×1230mm　1/16
印　　张:10
字　　数:320 千字
版　　次:2018 年 8 月第 1 版第 3 次印刷
定　　价:38.00 元

前　言

　　本书是国家级精品资源共享课"外科护理技术"的配套教材,是襄阳职业技术学院基于岗位工作任务的"外科护理技术"课程建设与改革的成果之一,可供高职及中职护理专业教学使用,也可供在职护士继续教育使用。

　　"外科护理技术"是护理专业的一门核心课程,课程专任教师与临床护理专家合作,基于外科护理岗位工作任务,明晰完成任务所需的职业能力,遵循"必需、够用"的原则重新组合"外科护理技术"课程内容。本书由两部分组成,即外科护理技术实训指导和案例精选。实训指导部分包括操作标准、操作流程及评价标准,涵盖了外科护理岗位常用的专科操作技术,为学生学、教师教提供了丰富的教学资源。案例精选部分以 6 大单元 37 个案例为主线,收集外科病房真实病例,根据患者的病例资料,提出患者的护理问题,制定护理目标,拟定护理措施,进行效果评价,最后对患者进行健康教育,使学生能运用正确的护理评估方法,针对外科常见病、多发病采取恰当的护理措施。

　　本书案例精选配备了大量的彩色图片,实训指导配备了相应的视频素材,全部以网上资源形式面向全国开放。

　　在本书编写过程中,得到了襄阳市中心医院、襄阳市第一人民医院、中航工业三六四医院等医院的大力支持,谨表谢意!

　　本书编者团队由具有多年教学经验的一线教师及丰富临床经验的护理专家组成,编著过程中,各位同仁互勉互助,在此一并表示感谢!

　　由于编者水平有限,书中难免还存在错误和不妥之处,希望广大读者批评指正。

李国芳

目 录

第一篇

外科护理技术实训指导

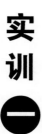

实训 一　手术区皮肤准备

一、操作标准

【目的】

预防手术切口感染。

【用物准备】

(1) 治疗车上层:治疗盘内置安全剃须刀、弯盘,治疗碗内盛肥皂液及软毛刷、纱布、手套、绷带、棉签、70%酒精、手电筒、治疗巾,必要时备松节油、屏风。

(2) 治疗车下层:脸盆内盛温水、毛巾。

【操作步骤】

(1) 核对医嘱、床号、姓名、手术部位、手术时间,评估患者,并让患者按需排尿、排便。

(2) 准备用物。

(3) 洗手,戴口罩。

(4) 携用物到患者床旁,再次核对并解释备皮的目的及方法。

(5) 根据季节关门窗,需要时用屏风遮挡,根据操作需要安置体位。

(6) 暴露备皮区,注意患者保暖,根据需要操作时可开灯照明。

(7) 戴手套,垫治疗巾于备皮区下方,用软毛刷蘸肥皂液涂抹备皮区域。

(8) 左手持纱布绷紧皮肤,右手持安全剃须刀呈 30°~45°,从上至下,从左至右,轻巧地剃去毛发。

(9) 剃毕用手电筒照射,仔细检查毛发是否剃净,皮肤有无割痕、割伤。

(10) 用温水毛巾洗净擦干皮肤,用棉签蘸松节油或酒精清除皮肤上的胶布痕迹,腹部手术者,应除去脐部污垢。

(11) 撤去床上治疗巾,脱去手套,整理床单位,协助患者取舒适体位。

(12) 携用物回治疗室,将用物分类处理。

(13) 洗手,取口罩,做好护理记录(完成时间、部位、有无割伤)。

【注意事项】

(1) 操作过程要注意保护患者隐私;注意保暖,避免受凉感冒。

(2) 剃毛刀片应锐利,一人一刀片,或用一次性备皮包。

(3) 剃毛时,动作要轻、稳、准;毛发粗硬的应顺着毛发生长的方向剃毛,毛发细软的应逆着毛发生长的方向剃毛,皮肤松弛的地方剃毛时应绷紧皮肤,骨凹陷处、骨隆突处需拉紧皮肤再剃,以免损伤毛囊;备皮应片片相接,不要出现盲区;剃毛后须检查皮肤有无割痕或裂缝及发红等异常状况,一旦发现应详细记录并通知医师。

(4) 剃毛时间不宜距手术时间太久,一般在手术前一日或当日进行。

(5) 腹部备皮时,先用棉签蘸松节油除去脐部污垢,用酒精清洁,再进行刷洗和剃毛。皮肤上有胶布痕迹用酒精清除。

(6) 小儿皮肤备皮,一般不剃毛,只作清洁处理。

二、操作流程和要点

手术区皮肤准备操作流程和要点

操作流程	操作要点
评估	核对、评估患者
↓ 核对、解释	备齐用物，洗手、戴口罩，携用物到患者床旁，再次核对、解释
↓ 安置体位	根据操作需要安置体位，暴露备皮区
↓ 涂抹肥皂	戴手套，下垫治疗巾，用软毛刷蘸肥皂液涂抹备皮区
↓ 剃除毛发	左手持纱布绷紧皮肤，右手持安全剃须刀呈30°～45°剃去毛发
↓ 检查	用手电筒照射毛发是否剃净，皮肤有无割痕、割伤
↓ 清洁	用温水毛巾洗净擦干皮肤，用棉签蘸松节油或酒精清除皮肤上的胶布痕迹
↓ 整理	撤去用物，整理床单位
↓ 分类处理	携用物回治疗室，将用物分类处理
↓ 记录	洗手，取口罩，做好护理记录

三、考核评价标准

手术区皮肤准备操作技术考核评价标准

项　目	分值	考核评价要点	得分	存在问题
操作准备 10分	3	(1)护士准备：衣帽整洁、洗手、戴口罩		
	4	(2)用物准备： 治疗车上层：治疗盘内置安全剃须刀、弯盘，治疗碗内盛肥皂液及软毛刷、纱布、手套、绷带、棉签、70％酒精、手电筒、治疗巾，必要时备松节油、屏风 治疗车下层：脸盆内盛温水、毛巾		
	3	(3)环境准备：室内整洁、温度适宜、关好门窗		
评估患者 10分	5	(1)核对手术部位、手术名称，观察手术区皮肤情况，有无感染、破损等		
	5	(2)向患者解释手术区备皮的目的和方法，取得患者配合		
操作要点 60分	5	(1)核对医嘱、床号、姓名、手术部位、手术时间，评估患者		
	5	(2)备齐用物，携用物到患者床旁，核对并解释备皮的目的及方法		

续表

项　目	分值	考核评价要点	得分	存在问题
操作要点 60分	5	(3)根据操作需要安置体位,暴露备皮区		
	5	(4)戴手套,下垫治疗巾,用软毛刷蘸肥皂液涂抹备皮区域		
	10	(5)左手持纱布绷紧皮肤,右手持安全剃须刀呈30°～45°,剃去毛发		
	5	(6)用手电筒照射检查毛发是否剃净,皮肤有无割痕、割伤		
	10	(7)用温水毛巾洗净擦干皮肤,用棉签蘸松节油或酒精清除皮肤上的胶布痕迹		
	5	(8)撤去床上治疗巾,脱去手套,整理床单位,协助患者取舒适体位		
	5	(9)携用物回治疗室,将用物分类处理		
	5	(10)洗手,取口罩,做好护理记录		
指导患者 10分	5	(1)备皮后叮嘱患者洗澡、更衣、修剪指(趾)甲		
	5	(2)患者不要抓破手术区皮肤		
终末质量 5分	5			
提问 5分	5			
总分	100			

(李佳敏)

手术人员的无菌准备

一、操作标准

【目的】

预防手术野污染,防止交叉感染。

【用物准备】

以碘伏刷手法为例。

更衣室内备:指甲剪,洗手衣、裤,口罩,帽子。

洗手间内备:无菌刷、肥皂液、0.5%碘伏、无菌纱布、烘干器或无菌毛巾、无菌持物钳及泡桶。

手术间内备:无菌手术衣、无菌手套、无菌生理盐水。

【操作步骤】

(1) 在手术室入口处换上手术室的清洁鞋。

(2) 至更衣室去掉饰物,修剪指甲,更换洗手衣、裤,将上衣塞入裤子。

(3) 戴口罩和帽子。帽子应将头发全部遮盖,口罩必须盖住口鼻,并夹住鼻梁。

(4) 至洗手间用肥皂液、流水清洗双手和前臂至肘上 10 cm 处。

(5) 无菌刷蘸 0.5%碘伏 5 mL 刷手和臂,顺序:指甲→指缝→手掌→手背→腕关节→前臂→上臂下 1/3。两侧分段交替刷手腕、前臂、肘关节上 10 cm 处,刷洗约 3 min,指尖朝上肘向下,用流水冲洗。同法再刷一遍。

(6) 取无菌毛巾擦干双手和手臂或用烘干器烘干。

(7) 再取适量 0.5%碘伏涂擦双手和前臂,自然晾干,双手不能下垂,保持拱手姿势。

(8) 至手术间后取无菌手术衣,选择较宽敞处站立,手提衣领,抖开衣服,将手术衣轻轻抛起,双手顺势插入袖中,手向前伸,不可高举过肩,也不可左右侧撒开,以免触碰污染。

(9) 巡回护士在其身后系颈、腰部系带。

(10) 戴无菌手套,将手套翻折部包住手术衣袖口,由巡回护士协助用无菌生理盐水冲洗手套外面的滑石粉。双手不能下垂,应保持拱手姿势。

【注意事项】

(1) 戴口罩和帽子时,帽子应将头发全部遮盖,口罩必须盖住口鼻,鼻孔不能外露。患急性上呼吸道感染和皮肤感染人员不应进入手术室。

(2) 刷手时需用力,特别注意皮肤皱褶处,如甲缘下、指间、手背、手掌及肘部。

(3) 手的位置及刷手顺序应正确,手消毒后双手不能下垂,双手应保持拱手姿势。

(4) 巡回护士协助穿手术衣时不能接触手术人员的手;手术衣外面勿接触任何有菌物;穿好手术衣后未戴手套的手应置于胸前,勿接触手术衣。

(5) 未戴手套的手不能接触手套的外面;已戴好手套的手不能接触手套的里面及未戴手套的手臂和非无菌物,戴好手套后发现破损或触及有菌物品,应立即更换。

二、操作流程和要点

手术人员的无菌准备操作技术流程和要点(以碘伏刷手法为例)

操作流程	操作要点
换鞋 ↓	在手术室入口处换上手术室的清洁鞋
换洗手衣、裤 ↓	去掉饰物,修剪指甲,更换洗手衣、裤
戴口罩、帽子 ↓	帽子应将头发全部遮盖,口罩必须盖住口鼻,并夹住鼻梁
手臂的清洁与消毒 ↓	普通洗手后,无菌刷蘸 0.5% 碘伏 5 mL 刷手和臂约 3 min,共两遍,再取适量 0.5% 碘伏涂擦双手和前臂,自然晾干
穿无菌手术衣 ↓	取出无菌手术衣,提起衣领两端抖开衣服,正面朝外,将手术衣轻轻掷起,双手插入袖筒,两臂向前伸,再由巡回护士在身后协助系带
戴无菌手套	戴无菌手套,并将无菌手术衣的袖口罩住,冲洗手套外面的滑石粉

三、考核评价标准

手术人员的无菌准备考核评价标准(以碘伏刷手法为例)

项　目	分值	考 核 评 价 要 点	得分	存在问题
操作准备 20分	5	(1)护士准备:无上呼吸道感染、手及手臂无破损及感染、剪指甲		
	15	(2)用物准备: 更衣室内备:指甲剪,洗手衣、裤,口罩,帽子 洗手间内备:无菌刷、肥皂液、0.5% 碘伏、无菌纱布、烘干器或无菌毛巾、无菌持物钳及泡桶 手术间内备:无菌手术衣、无菌手套、无菌生理盐水		
操作要点 60分	5	(1)在手术室入口处换上手术室的清洁鞋		
	5	(2)在更衣室去掉饰物,修剪指甲,更换洗手衣、裤		
	5	(3)戴口罩、帽子。帽子应将头发全部遮盖,口罩必须盖住口鼻,并夹住鼻梁		
	15	(4)普通洗手后,无菌刷蘸 0.5% 碘伏 5 mL 刷手和前臂约 3 min,共两遍,再取适量 0.5% 碘伏涂擦双手和前臂,自然晾干		
	15	(5)取出无菌手术衣,提起衣领两端抖开衣服,正面朝外,将手术衣轻轻掷起,双手插入袖筒,两臂向前伸,再由巡回护士在身后协助系带		
	10	(6)戴无菌手套,要把无菌手术衣的袖口罩住		
	5	(7)戴无菌手套后双手不能下垂,双手应保持拱手姿势		
终末质量 10分	5	(1)严格遵守无菌技术操作原则,无菌观念强		
	5	(2)按照规范进行操作		
提问 10分	10			
总分	100			

(李佳敏)

伤口换药术

一、操作标准

【目的】

(1) 了解伤口变化,观察伤口愈合情况。

(2) 去除坏死组织,保护新生肉芽组织,促进伤口愈合。

(3) 清除伤口分泌物、异物和坏死组织,改善伤口环境,保持伤口引流通畅。

(4) 包扎和固定伤口,以保护伤口和减轻疼痛。

【用物准备】

(1) 换药车上层:无菌换药碗、无齿镊、碘伏和盐水棉球若干、无菌敷料若干、胶布。

(2) 换药车下层:污物桶。

(3) 必要时备止血钳、绷带、棉签、手术剪、探针、引流条等。

【操作步骤】

(1) 操作者洗手,戴好口罩、帽子。

(2) 备齐用物至床旁,核对床号、姓名、换药部位,向患者解释操作目的,以取得合作。

(3) 取合适体位,暴露换药部位。

(4) 由外向内撕去固定胶布。

(5) 用手沿切口方向揭去外层敷料。

(6) 按如下顺序揭去内层敷料:以双手执镊法,左手执镊夹盐水棉球递至右手镊上,先以盐水浸湿内层敷料,然后用镊子揭下。

(7) 同法取盐水棉球压迫伤口止血。

(8) 观察伤口有无感染、血肿或积液及肉芽生长情况。

(9) 同法夹取碘伏棉球,由内向外消毒伤口周围,至敷料外 2~3 cm。

(10) 同法夹取生理盐水棉球,清洗伤口分泌物。

(11) 无菌敷料覆盖伤口。

(12) 胶布或绷带固定。

(13) 整理床单位,协助患者取舒适体位。

(14) 清理用物,分类处理。

(15) 洗手,取口罩,做好护理记录。

【注意事项】

(1) 严格遵守无菌操作原则,两把镊子不可混用、不可倒置,一把接触无菌换药碗,另一把接触伤口,镊子端端不可相接触。

(2) 根据伤口情况安排换药顺序。先换清洁伤口,再换污染伤口,最后换感染伤口。特异性感染伤口,如破伤风、气性坏疽等伤口换药,器械专用并单独消毒、灭菌,无保留意义的物品焚烧处理。

(3) 换药动作轻柔,注意保护健康肉芽组织和上皮,以免影响伤口生长。

(4) 观察伤口变化情况,合理选择引流物。

(5) 换药时间依伤口情况和分泌物多少而定。

(6) 冬天注意保暖,适当注意保护患者隐私。

二、操作流程和要点

伤口换药术护理操作流程和要点

操作流程	操作要点
洗手、备物	洗手,戴口罩、帽子,备齐用物
↓ 核对、解释	携用物至床旁,核对、解释
↓ 体位	安排适当体位,暴露换药部位
↓ 揭胶布	由外向内撕去固定胶布
↓ 揭外层敷料	用手沿切口方向揭去外层敷料
↓ 揭内层敷料	盐水棉球浸湿,以右手持镊揭下内层敷料
↓ 压迫止血	取盐水棉球压迫止血
↓ 观察伤口	观察伤口生长情况
↓ 消毒伤口	夹取碘伏棉球,由内向外消毒伤口周围,至敷料外 2~3 cm
↓ 清洗伤口	盐水棉球清洗伤口分泌物
↓ 覆盖伤口	无菌敷料覆盖伤口
↓ 包扎固定	胶布固定
↓ 整理	整理床单位,协助患者取舒适体位
↓ 分类处理用物	分类处理用物
↓ 记录	洗手,取口罩,做好护理记录

三、考核评价标准

伤口换药术考核评价标准

项　　目	分值	考核评价要点	得分	存在问题
操作准备 10分	3	（1）护士准备：衣帽整洁、洗手、戴口罩		
	4	（2）用物准备： 换药车上层：无菌换药碗、无齿镊、碘伏和盐水棉球若干、无菌敷料若干、胶布 换药车下层：污物桶 必要时备止血钳、绷带、棉签、手术剪、探针、引流条等		
	3	（3）环境准备：光线明亮，温度适宜，适当用屏风遮挡		
评估患者 10分	5	（1）评估患者病情、生命体征		
	5	（2）评估伤口有无渗血、渗液，是否需引流物		
操作要点 60	2	（1）洗手，戴口罩、帽子，备齐用物		
	2	（2）携用物至床旁，核对解释		
	2	（3）安排适当体位，暴露换药部位		
	3	（4）用手揭胶布及外层敷料		
	10	（5）用镊子揭内层敷料		
	5	（6）压迫止血		
	5	（7）观察伤口		
	10	（8）碘伏棉球消毒伤口		
	10	（9）生理盐水棉球清洗伤口		
	5	（10）无菌敷料覆盖并包扎固定		
	2	（11）整理床单位，协助患者取舒适体位		
	2	（12）分类处理用物		
	2	（13）洗手，取口罩，做好护理记录		
指导患者 10分	5	（1）注意保持伤口敷料清洁干燥，敷料潮湿时应当及时更换		
	5	（2）告知下次换药和拆线的时间		
		（3）若伤口处自觉刺痒感应视为生长良好，忌用力搔抓影响愈合		
终末质量 5分	5			
提问 5分	5			
总分	100			

（叶红梅）

实训 四

更换引流袋护理操作

一、操作标准

【目的】

(1) 保持各种引流管通畅,维持有效的引流。

(2) 观察引流液的性状及量,为医师提供诊疗依据。

【用物准备】

治疗盘内盛:一次性引流袋1个、手套、治疗巾、血管钳、弯盘、无菌棉签、碘伏、无菌纱布、剪刀、别针。另备盛污物引流袋的容器。

【操作步骤】

(1) 评估病情,洗手,戴口罩,备好用物。

(2) 携带用物至床旁,核对并做好解释。

(3) 摆好合适的体位,暴露引流管。

(4) 铺治疗巾于引流管接口处下方的床单上,用血管钳夹住距管口上方5 cm处。

(5) 戴好手套,双手分离引流管的接口,将引流袋接口竖起提高,使引流液全部流入袋中并将换下的引流袋接口用纱布包裹后塞于床垫下。

(6) 取无菌棉签蘸碘伏,依次消毒引流管口内面、管口边缘及周围。

(7) 取无菌纱布包绕已消毒的引流管口,常规检查引流袋包装有无漏气、破损和有效期。

(8) 用剪刀剪开包装袋,扭紧引流袋底部活塞,取下接口处盖帽,将引流袋接头插入引流管内(注意不要污染接头)。

(9) 松开血管钳,从上至下挤压引流管,检查通畅情况并妥善固定。

(10) 撤去治疗巾,脱手套,整理衣被并观察更换下来的引流袋内引流液的颜色、性质及量后,丢入盛污物引流袋的容器中。

(11) 询问患者需要,分类处理用物,洗手并在护理记录单上做好详细记录。

【注意事项】

(1) 严格执行无菌技术操作规程,以防止感染。

(2) 动作轻柔,勿用力牵拉患者引流管,以免插管深度及位置变更影响引流效果。

(3) 保持引流通畅,告知患者勿折曲引流管,翻身或活动时勿使其脱落。

(4) 及时观察引流液的颜色、性质和量,伤口周围有无渗出。

二、操作流程和要点

更换引流袋护理操作流程和要点

操作流程	操作要点
评估、准备 ↓	评估患者,准备用物
核对、解释 ↓	携用物至床旁,核对并解释
取体位 ↓	摆好合适的体位,暴露引流管
铺巾、夹管 ↓	铺治疗巾于引流管接口下方,夹闭引流管上方
分离、消毒 ↓	分离接口,碘伏消毒管口,检查并更换引流袋
检查、更换 ↓	检查引流袋有无漏气、破损和有效期,更换引流袋
松钳、挤管、固定 ↓	松开血管钳,挤压引流管,检查通畅情况并固定
整理、观察 ↓	整理用物及衣被,观察引流物
记录	洗手,并详细记录

三、考核评价标准

更换引流袋护理操作考核评价标准

项目	分值	考核评价要点	得分	存在问题
操作准备 10分	5	(1)护士准备:衣帽整洁、洗手、戴口罩		
	5	(2)用物准备:治疗盘内盛手套、治疗巾、血管钳、弯盘、无菌棉签、碘伏、无菌纱布、一次性引流袋1个、剪刀、别针,另备盛污物引流袋的容器		
评估患者 10分	5	(1)评估患者病情、生命体征		
	5	(2)评估引流通畅情况和引流液性质、颜色、量		
操作要点 60分	5	(1)评估、准备		
	5	(2)核对、解释		
	5	(3)取合适体位暴露引流管		
	5	(4)铺巾、夹管		
	10	(5)分离、消毒		
	10	(6)检查、更换		
	10	(7)松钳、挤管、固定		
	5	(8)整理、观察		
	5	(9)记录		

续表

项目	分值	考核评价要点	得分	存在问题
健康指导 10分	10	（1）嘱患者体位变动时不能折曲引流管,翻身或活动时勿使其脱落,保持引流管通畅 （2）下床活动时提起引流袋,使其低于引流口		
终末质量 5分	5			
提问 5分	5			
总分	100			

（李德琴）

持续胃肠减压护理操作

一、操作标准

【目的】

（1）抽出胃肠道内的积气、积液、积血，减轻胃肠道内的压力，减轻腹痛、腹胀，促进舒适。

（2）改善肠壁血液循环，利于肠功能恢复，利于吻合口愈合。

（3）减少胃肠道内容物继续漏出，流入腹腔，减少细菌和毒素的吸收，减轻胃肠道穿孔患者的腹腔感染。

（4）幽门梗阻患者便于洗胃。

【用物准备】

治疗盘内盛：弯盘、治疗碗、镊子、纱布、血管钳、碘伏、棉签、胶布、别针、治疗巾、手套、一次性负压器1个、污物桶。

【操作步骤】

（1）核对患者床号、姓名，评估患者，做好解释。

（2）备齐用物至床旁，再次核对，向患者解释以取得合作。

（3）根据病情，协助患者取半卧位或仰卧位。

（4）取治疗巾围于患者颌下，观察引流通畅情况。

（5）打开一次性负压器，检查并压紧弹簧，关闭活塞形成负压。

（6）将负压器引流管口朝上置于治疗巾上，戴手套，用血管钳夹紧鼻胃管中段，观察引流液的量、色及性质。

（7）分离鼻胃管远端引流管接口，碘伏消毒后接入清洁负压器。

（8）打开活塞及血管钳并向下挤压鼻胃管，确定通畅后再次观察引流液的量、色及性质，将更换下来的负压器弃于污物桶。

（9）用别针固定负压器于合适位置并用胶布标记更换时间、责任人，脱手套。

（10）整理衣被，询问患者需要并记录。

【注意事项】

（1）保持减压通畅及引流有效，防堵塞、扭曲、脱落。定时挤压引流管或用生理盐水冲洗引流管并抽吸，观察颜色并记录减压量。

（2）每日口腔护理一次，不能随意拔出减压管，以免影响减压效果。

（3）观察患者腹胀、腹痛、恶心、呕吐是否减轻或消失，肛门是否排气或排便等（可视为拔管指征）。若无好转，应检查引流管是否通畅，如能排除以上情况，应视为病情恶化，及时通知医生。

二、操作流程和要点

持续胃肠减压护理操作流程和要点

操作流程	操作要点
评估解释 ↓	评估患者,做好解释
用物准备 ↓	备齐用物,再次核对
安置体位 ↓	患者取半卧位或仰卧位
铺巾 ↓	将治疗巾围于患者颌下,观察引流通畅情况
形成负压 ↓	打开负压器,检查并压紧弹簧,关闭活塞形成负压
夹管、观察 ↓	将负压器置于治疗巾上,夹紧鼻胃管中段,观察引流液
分离、接管 ↓	戴手套,分离鼻胃管远端引流管接口,消毒后接入清洁负压器
更换负压器 ↓	打开活塞及血管钳,挤压并确定通畅,再次观察
固定、标记 ↓	用别针固定负压器并用胶布标记更换时间、责任人
记录	整理衣被并记录

三、考核评价标准

持续胃肠减压护理操作考核评价标准

项目	分值	考核评价要点	得分	存在问题
操作准备 10分	5	(1)护士准备:衣帽整洁、洗手、戴口罩		
	5	(2)用物准备:弯盘1个、治疗碗1个、镊子2把、纱布2块、血管钳1把、碘伏、棉签、胶布、别针、治疗巾1个、手套、一次性负压器1个、污物桶		
评估患者10分	5	(1)评估患者病情、生命体征		
	5	(2)评估胃肠减压引流情况		
操作要点 60分	5	(1)携用物至床旁,核对		
	5	(2)解释以取得合作		
	10	(3)取合适卧位,铺巾		
	10	(4)将一次性负压器形成负压,夹闭鼻胃管		
	20	(5)更换(分离、消毒、接入、观察,每步5分)		
	5	(6)固定、标记		
	5	(7)整理、记录		
指导患者 10分	5	(1)嘱患者避免引流管的折曲、脱落并保持引流通畅		
	5	(2)注意观察腹痛、腹胀是否减轻,以及肛门排气、排便情况		

项目	分值	考核评价要点	得分	存在问题
终末质量 5分	5			
提问 5分	5			
总分	100			

（李德琴）

实训 六 腹带包扎护理操作

一、操作标准

【目的】

(1) 防止腹压过高,导致伤口裂开。

(2) 固定敷料,减轻疼痛,保护伤口。

【用物准备】

腹带、根据患者伤口情况备换药用物、病历、执行单。

【操作步骤】

(1) 评估患者,检查伤口敷料有无渗血、渗液。做好解释说明,取得合作。

(2) 准备用物,洗手,戴口罩。

(3) 携用物至床旁,核对并再次做好解释。

(4) 协助患者取平卧位,松开盖被,敞开患者衣被,注意保暖。

(5) 根据伤口情况更换敷料。

(6) 协助患者抬高臀部,顺势将腹带塞入患者腰下,包扎松紧适宜,动作轻柔。

(7) 协助患者穿好衣裤,整理床单位,询问患者有无不适及其他需要。

(8) 洗手,取口罩。记录腹带包扎时间。

【注意事项】

(1) 包扎松紧度适宜,过紧影响患者呼吸,过松起不到包扎作用。

(2) 有引流管者,要注意保持引流通畅。

(3) 保护患者隐私,必要时用屏风遮挡。

二、操作流程和要点

腹带包扎护理操作流程和要点

操 作 流 程	操 作 要 点
评估 ↓	核对、评估患者,向患者做好解释
准备用物 ↓	准备用物,携带至床旁
安置卧位 ↓	协助患者取平卧位,敞开患者衣被
处理伤口 ↓	根据伤口情况更换敷料

续表

操 作 流 程	操 作 要 点
包扎腹带 ↓	协助患者抬高臀部,将腹带塞入患者腰下,包扎腹带
整理 ↓	整理衣被及床单位
记录	记录腹带包扎时间

三、考核评价标准

腹带包扎护理操作考核评价标准

项目	分值	考核评价要点	得分	存在问题
操作准备 10分	3	(1)护士准备:衣帽整洁,洗手,戴口罩		
	4	(2)用物准备:腹带、根据患者伤口情况备换药用物、病历、执行单		
	3	(3)环境准备:光线明亮,温度适宜,适当遮挡		
评估患者 10分	5	(1)评估患者病情、生命体征		
	5	(2)评估腹带包扎松紧度及引流管情况		
操作要点 60分	10	(1)携用物至床旁,核对		
	10	(2)解释并取得合作		
	10	(3)协助患者取平卧位,敞开患者衣被		
	10	(4)若敷料有渗血、渗液应更换敷料		
	15	(5)抬高臀部,将腹带塞入患者腰下,包扎松紧适度,动作轻柔		
	5	(6)整理、记录		
指导患者 10分	5	(1)不随意调节腹带松紧度		
	5	(2)保持腹带清洁干燥		
终末质量 5分	5			
提问 5分	5			
总分	100			

(李德琴)

结肠造口护理操作

一、操作标准

【目的】

(1) 保持造口周围皮肤的清洁。

(2) 帮助患者掌握护理造口的方法。

【用物准备】

治疗盘:柔软纸巾、剪刀、造口量度表及笔、造口袋、一次性手套、温水、医用垃圾袋、记录单,根据情况备皮肤保护膜、防漏膏、造口粉。

【操作步骤】

(1) 核对医嘱,准备用物。

(2) 核对患者床号、姓名、住院号,评估患者。

(3) 洗手、戴口罩。

(4) 携用物至患者床边,再次核对。

(5) 协助患者取合适卧位,必要时使用屏风遮挡。

(6) 戴手套,由上向下剥离已用的造口袋,观察内容物,并放入医用垃圾袋内。

(7) 用温水清洁造口及周围皮肤并擦干,观察造口及周围皮肤情况,脱手套。

(8) 用造口量度表测量造口大小及形状。

(9) 在造口袋底盘上绘线,做记号。

(10) 沿记号修剪造口袋底盘,使边缘光滑,必要时在造口周围皮肤上涂防漏膏、造口粉或贴保护膜。

(11) 撕去底盘粘贴纸,按照造口位置由下而上将造口袋贴上,夹好便袋夹。

(12) 协助患者取舒适卧位,整理床单位,询问患者需要。

(13) 处理用物。

(14) 洗手,取口罩。

(15) 记录。

【注意事项】

(1) 护理过程中注意向患者详细讲解操作步骤。

(2) 更换造口袋时应当防止袋内容物排出污染伤口。

(3) 剥离造口袋时注意保护皮肤,防止皮肤损伤。

(4) 注意造口与伤口距离,保护伤口,防止污染伤口。

(5) 贴造口袋前一定要保证造口周围皮肤干燥。

(6) 造口袋裁剪时与实际造口方向相反,不规则造口要注意裁剪方向。

(7) 造口袋底盘与造口黏膜之间保持适当空隙(1~2 mm),空隙过大粪便刺激皮肤易引起皮炎,过小底盘边缘与黏膜摩擦将会导致不适甚至出血。

(8) 如使用造口辅助用品应当在使用前认真阅读产品说明书,如使用防漏膏应当按压底盘15~

20 min。

（9）教会患者观察造口周围皮肤的血运情况，并定期手扩造口，防止造口狭窄。

二、操作流程和要点

结肠造口护理操作技术流程和要点

操作流程	操作要点
评估	核对姓名、评估患者
备物	备齐用物，携用物至床边，做好解释
剥离	戴手套，由上向下剥离已用的造口袋，观察内容物，放入医用垃圾袋内
清洗	用温水清洁造口及周围皮肤并擦干，观察造口及周围皮肤情况后脱手套
测量	用造口量度表测量造口大小及形状
裁剪	修剪造口袋底盘，使边缘光滑
粘贴	撕去底盘粘贴纸，按照造口位置由下向上将造口袋贴上，夹好便袋夹
整理	协助患者取舒适卧位，整理床单位，询问需要
记录	处理用物，记录

三、考核评价标准

结肠造口护理操作技术考核评价标准

项目	分值	考核评价要点	得分	存在问题
操作准备 10分	5	（1）护士准备：衣帽整洁、洗手、戴口罩		
	5	（2）治疗盘：柔软纸巾、剪刀、造口量度表及笔、造口袋、一次性手套、温水、医用垃圾袋、记录单，根据情况备皮肤保护膜、防漏膏、造口粉		
评估患者 10分	2	（1）评估患者对造口接受程度及造口护理知识的了解程度		
	2	（2）评估患者造口的功能状况及心理接受程度		
	3	（3）评估患者自理程度，决定给予护理的方式		
	3	（4）观察造口类型及造口情况		
操作要点 60分	5	（1）核对患者床号、姓名、住院号，评估患者		
	2	（2）洗手、戴口罩		
	2	（3）携用物至患者床边，再次核对		
	4	（4）协助患者取合适卧位，必要时使用屏风遮挡		
	8	（5）戴手套，由上向下剥离已用的造口袋，观察内容物，并放入医用垃圾袋内		

项目	分值	考核评价要点	得分	存在问题
操作要点 60分	8	(6)用温水清洁造口及周围皮肤并擦干,观察造口及周围皮肤情况,脱手套		
	6	(7)用造口量度表测量造口大小及形状,在造口袋底盘上绘线,做记号		
	6	(8)修剪造口袋底盘,使边缘光滑,必要时在造口周围皮肤上涂防漏膏、造口粉或贴保护膜		
	8	(9)撕去底盘粘贴纸,按照造口位置由下而上将造口袋贴上,夹好便袋夹		
	5	(10)协助患者取舒适卧位,整理床单位,询问患者需要		
	6	(11)处理用物,洗手、取口罩、记录		
指导患者 10分	5	(1)向患者解释利用造口袋进行造口管理的重要性,强调患者学会操作的必要性		
	5	(2)向其介绍造口特点以减轻恐惧感,引导其尽快接受造口的现实而主动参与造口自我管理		
终末质量 5分	5			
提问 5分	5			
总分	100			

(李袁林)

T 管引流护理操作

一、操作标准

【目的】

(1) 防止患者发生胆道逆行感染。

(2) 通过日常护理保证引流的有效性。

(3) 观察胆汁的量、颜色、性质。

【用物准备】

治疗车上层:治疗盘内置棉签、碘伏、弯盘、剪刀、一次性引流袋、无菌换药碗(内盛无菌纱布 2 块及无菌镊)、血管钳、一次性治疗巾、一次性无菌手套、执行单、胶布。

治疗车下层:医用垃圾袋。

【操作步骤】

(1) 核对医嘱,评估患者及引流管情况。

(2) 洗手,戴口罩,备齐用物,携用物至床旁,再次核对并做好解释,以取得合作。

(3) 取舒适体位,暴露 T 管,注意遮挡患者。

(4) 从上向下挤压 T 管,观察是否通畅及引流情况。

(5) 垫治疗巾于引流管接口处下方,取血管钳夹闭 T 管上 5 cm 处。

(6) 取一次性引流袋,检查有无破损、漏气等,剪开引流袋外包装备用。

(7) 戴手套,取无菌纱布包裹腹壁外 T 管与引流袋连接管的连接处,一手捏住引流管,一手捏住引流袋自接口处分离,接口朝上。

(8) 将引流袋连接管前端向上提起,使引流液全部流入引流袋内,放引流袋于污物桶。

(9) 取三根棉签分别消毒 T 管连接口内面、外缘、外面,并取无菌纱布包裹。

(10) 开启备用的引流袋,去除连接端塑料帽,与消毒接口连接牢固。

(11) 松开止血钳,观察有无引流液流出,引流袋应低于 T 管引流口平面,妥善固定引流袋于床边,标记更换时间、责任人。

(12) 撤去治疗巾,再次观察更换下的引流袋中胆汁颜色、性质、量,脱手套。

(13) 协助患者取舒适卧位,整理床单位,询问患者需要。

(14) 分类处理用物。

(15) 洗手、取口罩,详细记录。

【注意事项】

(1) 严格无菌操作,保持胆道引流通畅。

(2) 妥善固定好 T 管,操作时防止牵拉,以防 T 管脱落;告知患者翻身或活动时勿使 T 管折曲,平卧时 T 管应低于腋中线,站立或活动时不可高于腹壁引流口平面,防止引流液逆流。

(3) 每日观察引流液的量、色及性质并做好记录。

(4) 保护患者引流口周围皮肤,局部涂氧化锌软膏,防止胆汁浸渍引起局部皮肤破溃和感染。

（5）T管拔除后，局部伤口以凡士林纱布堵塞，一到两日会自行封闭，观察伤口渗出情况、体温变化、皮肤及巩膜黄染、呕吐、腹痛、腹胀等情况。

二、操作流程和要点

T管引流护理操作流程和要点

操作流程	操作要点
评估	核对医嘱，评估患者
备物、核对	备齐用物，携用物至床旁，再次核对并做好解释
取卧位	取舒适卧位，暴露T管
观察	挤压T管，观察引流情况
铺巾、夹管	铺治疗巾于接口处下方，血管钳夹闭T管上5 cm处
检查引流袋	检查引流袋，并打开备用
分离	戴手套，分离T管与引流袋，接口朝上，上提引流袋使引流液全部流入引流袋中，放引流袋于污物桶
消毒	分别消毒T管连接口内面、外缘、外面，并取无菌纱布包裹
更换引流袋	取一次性无菌引流袋，去除连接端塑料帽，连接于消毒的接口处
固定、通畅	松开血管钳，观察通畅情况，妥善固定并标记
再次观察	撤去治疗巾，观察更换下的引流液，脱手套
整理	协助患者取舒适卧位，整理床单位，询问患者需要
记录	分类处理用物，详细记录

三、考核评价标准

T管引流护理操作考核评价标准

项目	分值	考核评价要点	得分	存在问题
操作准备 10分	3	（1）护士准备：衣帽整洁、洗手、戴口罩		
	4	（2）用物准备： 治疗车上层：治疗盘内置棉签、弯盘、剪刀、碘伏、无菌换药碗（内盛无菌纱布2块及无菌镊）、血管钳、一次性引流袋、一次性治疗巾、一次性无菌手套、执行单、胶布 治疗车下层：医用垃圾袋		
	3	（3）环境准备：光线明亮，温度适宜，适当用屏风遮挡		
评估患者 10分	5	（1）核对医嘱，评估患者		
	5	（2）评估引流情况		

续表

项目	分值	考核评价要点	得分	存在问题
操作要点 60分	2	(1)备齐用物,携用物至床旁,再次核对并解释		
	2	(2)取舒适卧位,暴露T管		
	5	(3)挤压T管,观察引流情况		
	5	(4)铺巾,夹管		
	5	(5)检查引流袋,打开备用		
	5	(6)戴手套,分离		
	10	(7)消毒		
	10	(8)更换		
	5	(9)松血管钳,通畅、固定、标记		
	5	(10)撤治疗巾,再次观察,脱手套		
	2	(11)整理床单位		
	2	(12)分类处理		
	2	(13)记录		
指导患者 10分	5	(1)告知患者翻身或活动时勿使T管折曲,平卧时T管应低于腋中线,站立或活动时不可高于腹壁引流口平面,防止引流液逆流		
	5	(2)注意保持伤口敷料清洁干燥,敷料潮湿时应当提醒医生及时更换		
终末质量 5分	5			
提问 5分	5			
总分	100			

(夏　萍)

实训 九 脑室引流护理操作

一、操作标准

【目的】

(1) 脑室内手术后安放引流管,引流血性脑脊液,减轻脑膜刺激症状,预防脑膜粘连和蛛网膜粘连,以保持脑脊液正常循环及吸收功能;早期可起到控制颅内压的作用。

(2) 抢救因脑脊液循环通路受阻所致的颅内高压危急状态患者,如枕骨大孔疝。

(3) 自引流管注入造影剂进行脑室系统的检查,进行核素检查,以明确诊断及定位。

【用物准备】

治疗盘内盛:治疗碗(内盛无菌纱布 2 块、镊子 1 把)、碘伏、引流袋、卵圆钳、治疗巾、手套、棉签、弯盘。

【操作步骤】

(1) 评估患者,向患者做好说明解释,以取得合作。

(2) 从上至下缓慢挤压引流管,观察是否通畅,检查切口敷料有无渗出。

(3) 回治疗室,洗手、戴口罩,准备用物。携用物至床旁,再次做好解释工作。

(4) 取头高足低位,床头抬高 10°~30°,暴露引流管,再次检查是否通畅,注意患者保暖。

(5) 戴手套,铺治疗巾于接头下,用卵圆钳在管口上方 5 cm 处夹紧引流管,使管口朝上。

(6) 由远至近揭开治疗碗上的遮盖纱布。

(7) 用镊子取纱布 1 块,包裹接头处分离引流管、引流袋。

(8) 竖直抬高引流管,使引流液全部流入袋内,反折接头塞放于床垫下。

(9) 取 3 根碘伏棉签分别消毒引流管的内径、引流管横断面、引流管外径。

(10) 用镊子取无菌纱布 1 块包盖已消毒的引流管外径。

(11) 核对引流袋名称、有效期,检查是否潮湿、破损、漏气。

(12) 取出引流袋,关紧下端活塞,在无菌纱布内连接引流袋于引流管上。

(13) 固定引流管高于侧脑室平面 10~15 cm,以维持正常的颅内压。向患者或陪伴人员宣教引流的注意事项。

(14) 松卵圆钳,再次挤压引流管,检查是否通畅。

(15) 撤治疗巾,放于弯盘内,脱去手套,协助患者取舒适体位,整理患者衣裤,整理床单位。

(16) 水平视线观察引流量、色、性质,将引流袋弃于污物桶内。告之患者,询问所需。

(17) 至治疗室,将用物分类处理。

(18) 洗手,摘口罩,做好护理记录。

【注意事项】

(1) 在无菌条件下连接引流袋并将其妥善固定,引流管需高于侧脑室 10~15 cm 以维持正常的颅内压。

(2) 正常脑脊液每日分泌 400~500 mL,故每日引流量以不超过 500 mL 为宜。特殊情况如颅内感染患者因脑脊液分泌过多,引流量可适当增加,但应注意维持水、电解质平衡。

（3）保持引流通畅，引流管不可受压、扭曲、成角、折叠，应适当限制患者头部的活动范围，活动及翻身时应避免牵拉引流管。

（4）观察并记录脑脊液的颜色、量及性质：正常脑脊液无色透明，无沉淀，术后 1～2 天脑脊液可略呈血性，以后转为橙黄色。脑室引流时间一般不宜超过 5～7 天，时间过长有可能发生颅内感染。

（5）脑室引流管一般放置 3～4 天，拔管前 24 h 应试行抬高引流袋，或夹闭引流管 24 h，如患者无头痛、呕吐等颅内压增高症状即可拔管。拔管时应夹闭引流管，以免液体逆流入脑室引起感染。拔管后应注意切口处是否有脑脊液漏出，发现异常应立即告知医师妥善处理以免引起颅内感染。

二、操作流程和要点

脑室引流管护理操作技术流程和要点

操作流程	操作要点
评估 ↓	评估患者并做好说明解释
用物准备 ↓	准备用物，携用物至床边，再次做好解释
取体位 ↓	取合适体位、戴手套
分离引流管 ↓	用纱布包裹接头处并分离引流管
消毒 ↓	碘伏棉签消毒引流管口
核对、更换 ↓	核对引流袋名称、有效期并取出引流袋，连接引流袋于引流管上
固定检查 ↓	将引流管固定在高于侧脑室平面 10～15 cm 处，检查是否通畅
整理、记录	整理用物，记录引流量于护理单上

三、考核评价标准

脑室引流管护理操作考核评价标准

项目	分值	考核评价要点	得分	存在问题
操作准备 10分	5	（1）护士准备：衣帽整洁、洗手、戴口罩		
	5	（2）用物准备：治疗盘内盛治疗碗（内盛无菌纱布 2 块、镊子 1 把）、碘伏、引流袋、卵圆钳、治疗巾、手套、棉签、弯盘		
评估患者 10分	5	（1）评估患者病情、生命体征		
	5	（2）评估脑室引流情况，从上至下缓慢挤压引流管，观察是否通畅		
操作要点 60分	5	（1）携用物至床旁，核对患者		
	5	（2）解释目的、取得合作		
	5	（3）摆体位、戴手套		

续表

项目	分值	考核评价要点	得分	存在问题
操作要点 60分	10	(4)用卵圆钳在管口上方5 cm处夹紧引流管		
	10	(5)分离引流管、引流袋		
	10	(6)消毒引流管接口,并与无菌引流袋连接		
	5	(7)固定引流袋高于侧脑室平面10～15 cm		
	5	(8)观察引流是否通畅		
	5	(9)整理用物,记录引流液的量、色、性质及患者反应		
指导患者 10分	5	(1)保持引流通畅,引流管不可受压、扭曲、成角、折叠,适当限制头部活动范围,活动及翻身时避免牵拉引流管		
	5	(2)拔除引流管前,应夹闭引流管24 h,无颅内压增高症状即可拔管		
终末质量 5分	5			
提问 5分	5			
总分	100			

(孙　林)

胸腔闭式引流护理操作

一、操作标准

【目的】

引流胸腔内的积气、积液,重建胸腔负压,维持纵隔的正常位置,促进肺的膨胀。

【用物准备】

治疗盘内盛:一次性无菌引流装置、治疗巾、一次性乳胶手套、棉签、碘伏、血管钳 2 把、无菌纱布、镊子、弯盘、500 mL 无菌生理盐水 2 瓶。另备污物桶。

【操作步骤】

(1) 核对床号、姓名,评估患者病情及体位是否适宜。

(2) 洗手、戴口罩。

(3) 在治疗室内查对并打开生理盐水瓶,检查水封瓶包消毒日期,打开水封瓶包,向瓶内倒入无菌生理盐水,使长管置在液面下 3～4 cm,水封瓶长管接连接管,用无菌纱布包裹连接管前端,检查水封瓶的密闭性,保持直立位,并用胶布在瓶外做好水平面标记。准备其他用物。

(4) 携用物至患者床旁,再次核对并做解释。

(5) 观察胸腔引流管波动及引流情况,垫一次性治疗巾于胸腔引流管与连接管接头处。用 2 把血管钳夹闭胸腔引流管,戴手套,用弯盘分离引流管与连接管,并将连接管及水封瓶放入污物桶。

(6) 消毒胸腔引流管接口处,并与新连接管相接。

(7) 正确放置水封瓶,瓶的位置与胸腔间距 60～100 cm,再次检查水封瓶的密闭性。

(8) 松开血管钳,嘱患者咳嗽,再次观察胸腔引流管波动及气体、液体排出情况。

(10) 妥善固定,脱手套,整理患者衣物及床单位,询问患者有无需要,清理用物。

(11) 洗手、取口罩。在护理记录单上记录。

【注意事项】

(1) 严格无菌操作,水封瓶每日更换。

(2) 任何情况下水封瓶不能高于患者胸部。

(3) 要避免引流管受压、折曲、滑脱及阻塞,保持引流通畅。

(4) 更换水封瓶时,应用血管钳夹闭引流管防止空气进入。注意保证引流管与水封瓶连接的牢固紧密,切勿漏气。

二、操作流程和要点

胸腔闭式引流护理操作流程和要点

操作流程	操作要点
评估	核对姓名,评估患者
备物	洗手、戴口罩,备齐用物,携用物至床旁,做好解释
观察	观察胸腔引流管波动及引流情况
夹管	血管钳夹闭胸腔引流管
分离	戴手套,分离引流管与连接管
消毒	消毒胸腔引流管接口处,并与新连接管相接
放置	正确放置水封瓶,瓶的位置与胸腔间距 60～100 cm
松钳	再次检查水封瓶的密闭性,松开血管钳
再观察	再次观察胸腔引流管波动及气体、液体排出情况
固定	妥善固定,整理用物
记录	记录引流液的量、颜色、性质及更换时间

三、考核评价标准

胸腔闭式引流护理操作考核评价标准

项目	分值	考核评价要点	得分	存在问题
操作准备 10分	5	(1)护士准备:衣帽整洁、洗手、戴口罩		
	5	(2)用物准备:治疗盘内盛一次性无菌引流装置、治疗巾、一次性乳胶手套、棉签、碘伏、血管钳 2 把、无菌纱布、镊子、弯盘、500 mL 无菌生理盐水 2 瓶。另备污物桶		
评估患者 10分	5	(1)评估患者病情、生命体征		
	5	(2)评估胸腔引流情况		
操作要点 60分	5	(1)携用物至床旁,核对患者		
	5	(2)解释目的,取得合作		
	5	(3)观察胸腔引流管波动及引流情况		
	5	(4)用 2 把止血钳双重夹闭引流管		
	5	(5)戴手套,分离引流管与连接管		
	10	(6)消毒胸腔引流管接口处,并与新连接管相接		
	5	(7)正确放置水封瓶,瓶的位置与胸腔间距 60～100 cm		
	5	(8)再次检查水封瓶的密闭性,松开血管钳		
	5	(9)再次观察胸腔引流管波动及气体、液体排出情况		
	5	(10)妥善固定,整理用物		
	5	(11)记录		

续表

项目	分值	考核评价要点	得分	存在问题
指导患者 10分	5	(1)嘱患者不要拔除引流管及保持密闭状态		
	5	(2)拔除引流管前嘱患者深吸气,然后屏气,以免拔除引流管时管端损伤肺脏或者疼痛及造成气胸		
终末质量 5分	5			
提问 5分	5			
总分	100			

（李国芳）

实训十一

膀胱冲洗护理操作

一、操作标准

【目的】

(1) 治疗某些膀胱疾病。

(2) 清除膀胱内的血凝块、黏液、细菌等异物，预防膀胱感染。

(3) 前列腺及膀胱手术后预防血块形成。

【用物准备】

治疗车上层：治疗盘内盛冲洗溶液、血管钳、棉签、弯盘、碘伏、一次性冲洗器、一次性治疗巾、一次性手套、输液架,酌情备屏风。

治疗车下层：便器及便器巾。

【操作步骤】

(1) 核对医嘱、床号、姓名,评估患者。

(2) 洗手,戴口罩。

(3) 准备用物,在治疗室连接冲洗液与冲洗器。

(4) 携用物至患者床旁,再次核对床号、姓名并解释。

(5) 取合适体位,暴露导尿管,垫一次性治疗巾于引流袋与导尿管接头处。

(6) 核对冲洗液并倒挂于输液架上(使瓶内液面距床面 60 cm),排气。

(7) 戴手套,血管钳夹闭三腔导尿管下端,常规消毒三腔导尿管前端。

(8) 再次排气,取下冲洗器帽,将冲洗器口插入消毒后的冲洗管前端。

(9) 松开血管钳,开放冲洗管,使溶液滴入膀胱,调节滴速(一般为 80～100 滴/分)。

(10) 在持续冲洗过程中,观察患者的反应及冲洗液的量及颜色,评估冲洗液入量和出量,询问患者膀胱有无憋胀感。

(11) 撤治疗巾,脱手套。

(12) 协助患者取舒适卧位,整理床单位。询问患者需要。

(13) 处理用物。洗手,取口罩。

(14) 记录冲洗液名称、冲洗量、引流量、引流液性状、冲洗过程中患者反应。

【注意事项】

(1) 严格遵守无菌技术操作原则,防止医源性感染。

(2) 冲洗时若患者感觉不适,应减缓冲洗速度及减少冲洗量,必要时停止冲洗,密切观察,若患者感到剧痛或引流液中有鲜血时,应停止冲洗,通知医生处理。

(3) 冲洗时,冲洗液瓶内液面距床面约 60 cm,以便产生一定的压力,利于液体流入;冲洗速度根据流出液的颜色进行调节,一般为 80～100 滴/分;如果滴入药液,须在膀胱内保留 15～30 min 后再引流出体外,或根据需要延长保留时间。

(4) 天气寒冷时,冲洗液应加温至 35 ℃左右,以防冷水刺激膀胱,引起膀胱痉挛。

（5）冲洗过程中注意观察引流管是否通畅。

二、操作流程和要点

膀胱冲洗护理操作流程和要点

操 作 流 程	操 作 要 点
评估 ↓	核对医嘱、床号、姓名,评估患者
备物 ↓	备齐用物至床旁,解释
放治疗巾 ↓	垫一次性治疗巾于引流袋与导尿管接头处
排气 ↓	核对冲洗液并倒挂于输液架上,排气
消毒 ↓	戴手套,消毒三腔导尿管前端
穿刺 ↓	再次排气,取下冲洗器帽,将冲洗器口插入消毒后的冲洗管前端
冲洗 ↓	松开血管钳,开放冲洗管,使溶液滴入膀胱,调节滴速
观察 ↓	观察患者的反应及冲洗液的量及颜色,按需要反复冲洗
整理 ↓	撤治疗巾,脱手套。整理床单位及用物
记录	记录冲洗液名称、冲洗量、引流量、引流液性状、冲洗过程中患者反应

三、考核评价标准

膀胱冲洗护理操作考核评价标准

项 目	分值	考 核 评 价 要 点	得分	存在问题
操作准备 10分	3	(1)护士准备:衣帽整洁、洗手、戴口罩		
	4	(2)用物准备: 治疗车上层:治疗盘内盛冲洗溶液、血管钳、棉签、弯盘、碘伏、一次性冲洗器、一次性治疗巾、一次性手套、输液架,酌情备屏风 治疗车下层:便器及便器巾		
	3	(3)环境准备:室内整洁、温度适宜、关好门窗		
评估患者 10分	5	(1)评估患者的病情、自理能力及合作情况等		
	5	(2)评估患者尿液的性状,有无尿频、尿急、尿痛、膀胱憋胀感,是否排尽尿液及导尿管通畅情况		
操作要点 60分	2	(1)核对医嘱、床号、姓名,评估患者		
	6	(2)备齐用物至床旁(在治疗室连接冲洗液与冲洗器),解释		
	2	(3)垫一次性治疗巾于引流袋与导尿管接头处		
	5	(4)核对冲洗液并倒挂于输液架上,排气		
	10	(5)戴手套,消毒三腔导尿管前端		

续表

项　目	分值	考核评价要点	得分	存在问题
操作要点 60分	10	(6)再次排气,取下冲洗器帽,将冲洗器口插入消毒后的冲洗管前端		
	10	(7)松开血管钳,开放冲洗管,使溶液滴入膀胱,调节滴速		
	5	(8)观察患者的反应及冲洗液的量及颜色,按需要反复冲洗		
	5	(9)撤治疗巾,脱手套。整理床单位及用物		
	5	(10)记录冲洗液名称、冲洗量、引流量、引流液性状、冲洗过程中患者反应		
指导患者 10分	5	(1)指导患者冲洗时深呼吸,尽量放松,以减少疼痛;若患者出现腹痛、腹胀、膀胱剧烈收缩等应及时告诉护士,暂停冲洗		
	5	(2)向患者说明摄取足够水分的重要性,每天饮水应维持在2000 mL左右,预防感染发生		
终末质量 5分	5			
提问 5分	5			
总分	100			

（王哲敏）

腰椎电动牵引床护理操作

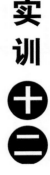

一、操作标准

【目的】

通过增加腰纤维环的张力,使椎间隙增宽,肌肉、韧带松弛。从而纠正腰椎小关节的病理性倾斜,让突出的髓核等组织恢复,达到治疗腰椎间盘突出的目的。

【用物准备】

腰椎电动牵引床。

【操作步骤】

(1) 评估患者,向患者讲解牵引的目的,嘱患者排空大小便。

(2) 检查牵引床各部分连接是否妥当。

(3) 打开电源,检查有无漏电及牵引床运转情况。

(4) 扶患者上牵引床,俯卧或平卧,系好各牵引带。

(5) 启动牵引程序。

(6) 牵引过程中,观察患者情况。询问有无不适。

(7) 牵引结束后,松开牵引带,休息 10~15 min,护送患者回病房。卧床休息,讲解注意事项,进行康复教育。

(8) 整理床单位,记录。

【注意事项】

(1) 操作前嘱患者必须排空大小便,宜饭后 1 h 或空腹时牵引。

(2) 牵引期间嘱患者不宜吃易产气的食物。

二、操作流程和要点

腰椎电动牵引床护理操作流程和要点

操 作 流 程	操 作 要 点
评估 ↓	核对、评估患者,解释
备物 ↓	检查电脑及牵引床,使其处于备用状态
扶患者下床 ↓	协助患者侧卧,上肢撑床,上身抬起,下肢下垂
牵引 ↓	患者俯卧或平卧于牵引床,系好各牵引带,启动牵引程序
观察 ↓	注意观察患者情况,保持牵引效能

续表

操作流程	操作要点
护送患者 ↓ 宣教 ↓ 整理	牵引结束后,松开牵引带,护送患者至病房 观察牵引效果,向患者进行康复教育 整理床单位,记录

三、考核评价标准

腰椎电动牵引床护理操作考核评价标准

项　目	分值	考核评价要点	得分	存在问题
操作准备 10分	10	(1)护士准备:衣帽整洁 (2)检查电脑及牵引床,使其处于备用状态		
评估患者 10分	5	(1)核对,评估患者		
	5	(2)解释牵引操作中的不适及配合方法		
操作要点 60分	5	(1)核对、评估患者,解释		
	10	(2)检查牵引床使其处于备用状态		
	20	(3)严格执行操作流程,注意观察患者情况,保持牵引效能		
	10	(4)牵引结束后,松开牵引带,护送患者至病房		
	10	(5)观察牵引效果,向患者进行康复教育		
	5	(6)整理床单位,记录		
指导患者 10分	5	(1)操作前嘱患者必须排空大小便,宜饭后1 h或空腹时牵引		
	5	(2)牵引期间嘱患者不宜吃易产气的食物		
终末质量 5分	5			
提问 5分	5			
总分	100			

(许先芳)

第二篇

外科护理技术
案例精选

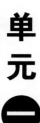

单元一 外科护理基本技术

案例一 手术前患者的护理

一、病例

【病史】

患者李某,男,55岁,已婚,工人,因右侧腹股沟肿块2年于2009年4月20日入院。

患者于2年前咳嗽或排便时发现右侧腹股沟区有肿块突出,进入阴囊,平卧或用手推送肿块时,可回位。因无疼痛,偶有局部坠胀不适,未进行任何诊治。近2个月来,患者肿块明显脱出频繁,影响工作和生活,特来院就诊,以"右侧腹股沟斜疝"收治入院。

有慢性支气管炎及便秘史。

【体格检查】

患者神志清楚,焦虑不安,营养较差,微瘦体型,全身皮肤黏膜无黄染,咳嗽后见右侧腹股沟区有2.5 cm×4 cm大小肿块,无触痛,质软,光滑,左侧正常。

【辅助检查】

1. **透光试验** 阴性。
2. **ECG** 窦性心率。
3. **胸片** 两肺纹理增粗,余无特殊。

【医学诊断】

右侧腹股沟斜疝。

【住院经过】

患者入院后完善术前各项检查,给予术前准备:进行心理护理、纠正生理功能紊乱、提高手术耐受力、胃肠道准备、呼吸道准备、手术区皮肤准备、药物过敏试验、有关疾病和手术方式介绍、患者手术前后的具体配合方法及其意义等。患者情绪较稳定,一般情况尚好。于2008年4月21日在硬膜外麻醉下行右侧腹股沟斜疝疝囊高位结扎加修补术,术后严密观察患者病情变化,尤其是生命体征的变化和伤口敷料渗血、渗液情况,给予持续吸氧,应用抗生素,取平卧位,止痛;加强患者营养补充、心理护理、生活护理、并发症预防和观察、术后康复指导等一系列治疗和护理措施。患者术后恢复良好,生命体征稳定,于术后第3天上午恢复饮食。术后第7天伤口拆线,愈合良好,患者无术后并发症。术后于2009年4月28日出院。

二、护理

【护理诊断及合作性问题】

1. **焦虑/恐惧** 与下列因素有关:①对医院环境陌生;②担忧麻醉和手术效果及预后。

2. **营养失调：低于机体需要量**　与机体营养摄入不足有关。

3. **知识缺乏**　缺乏有关疾病和手术治疗配合的知识。

4. **潜在并发症**　肠绞窄、切口感染等。

【护理目标】

（1）焦虑/恐惧心理消除或减轻。

（2）摄入足够营养，保证机体代谢的需要。

（3）患者获得有关疾病和手术前后配合的知识。

（4）发生并发症的危险减小。

【护理措施】

（一）心理护理

（1）以满腔热情、和蔼可亲的态度来关心、同情并热心、周到地接待患者和亲属。

（2）工作认真、负责、严肃、细致，以娴熟的技术操作获得患者的信赖，赢得患者的合作。

（3）术前加强与患者的沟通，以充分了解患者对右侧腹股沟斜疝的认识，以及心理状况。

（4）由于患者年龄较大、文化程度低、性格内向等，结合患者的病情，以通俗易懂的语言，深入浅出地讲解和介绍右侧腹股沟斜疝治疗的有关知识。

（5）详细阐明手术在治疗中的必要性和重要性，以及在术前准备、术中和术后的治疗、护理中的有关问题，指导患者应如何与医护人员密切配合。

（6）介绍术后可能给予氧气管等的目的和重要意义。

（7）对麻醉后的反应和注意事项，术后出现伤口疼痛是术后的必然现象，且持续时间短暂等，均应作详细介绍和解释。

（8）邀请同病房作过同类手术的患者，介绍他们在治疗、护理全过程中的配合经验和体会，以帮助患者正确认识和对待自己的疾病，消除对手术的顾虑、恐惧、紧张等不良心理反应，增强对手术的信心。

（二）纠正生理功能紊乱，提高手术耐受力

患者情绪焦虑、失眠，遵医嘱应用镇静药。保持安静、舒适的病房环境，保证睡眠和休息。饮食方面，由于患者家庭条件差，平时生活艰苦，消瘦，耐受失血、切口愈合不良的能力降低，抵抗力下降，容易并发感染；因此，术前应尽量预防或纠正。给予高蛋白、高热量、高维生素饮食。

（三）手术前常规准备

1. **胃肠道准备**　此患者为择期手术，术前 12 h 禁食，4 h 禁水，以防麻醉或手术引起呕吐而发生窒息或吸入性肺炎。

2. **呼吸道准备**　该患者有三十多年的吸烟史，因此在手术之前来医院就诊时叮嘱他术前戒烟 2 周以上，以免呼吸道黏膜受刺激，分泌物增多。指导患者做深呼吸及有效的咳嗽排痰练习。因有慢性支气管炎且痰液黏稠，术前要使用抗生素，待控制感染后再考虑安排手术。痰液黏稠，应用抗生素加糜蛋白酶作超声雾化吸入（图 1-1），每日 2～3 次，雾化后拍背，帮助患者排痰。

3. **排便练习**　该患者为老年男性患者，不习惯在床上大小便，容易发生尿潴留和便秘，因此术前必须进行排便练习。

4. **手术区皮肤准备**　皮肤准备是预防切口感染的重要环节，包括剃除手术区毛发和清洁皮肤准备，最好在手术晨进行。如皮肤准备时间超过 24 h，应重新准备。此外，手术前一日还应洗头、理发、剪指（趾）甲，清洁皮肤后更换清洁的衣服。

（1）皮肤准备范围。

腹股沟手术：上起脐部水平、下至大腿上 1/3，两侧至腋后线，包括外阴部并剃除阴毛（图 1-2）。

（2）皮肤准备方法（见实训指导：手术区皮肤准备）。

5. **药物过敏试验**　术前一日常规作青霉素、普鲁卡因皮肤试验。

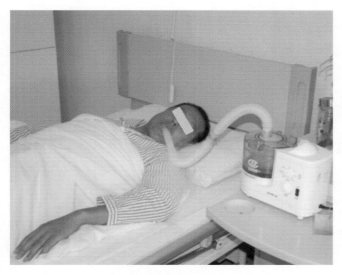

图1-1 超声雾化吸入

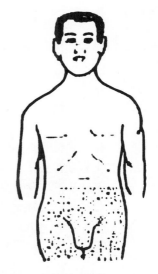

图1-2 腹股沟手术皮肤准备范围

(四)手术日晨护理

(1)测量体温、脉搏、呼吸、血压,如有发热、感冒、血压升高等病情变化,考虑暂停手术。

(2)检查手术前准备工作是否完善,如皮肤准备情况,是否确实做到禁食、禁水。

(3)遵医嘱于手术前半小时给予术前用药。

(4)协助患者取下眼镜及贵重物品等,交家属或为其妥善保管。

(5)进手术室前嘱患者排空膀胱。

(6)将手术患者的术中特殊用药、用物等随患者一起带入手术室。

(7)患者进入手术室后,将床单位改为麻醉床(图1-3)。备好给氧装置、沙袋或盐袋等。

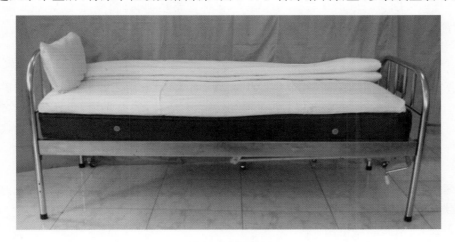

图1-3 麻醉床

【效果评价】

(1)通过介绍医院环境,讲解麻醉及手术的相关知识,和患者及家属交谈,使患者焦虑感、恐惧感减轻。

(2)补充足够营养,满足了机体代谢的需要。

(3)水、电解质代谢紊乱和酸碱平衡失调已纠正。

(4)能够说出有关术前准备方面的相关知识,了解拟采取的手术方案和术后注意事项,积极配合治疗。

(5)无并发症发生。

【健康教育】

在手术前向患者作健康指导,可减轻患者的心理负担,使其了解有关疾病和手术的知识,主动配合治疗和护理。

(1)讲述手术的名称、目的、必要性、时间、麻醉方式及有关术中、术后的不适和应对方法。

(2)介绍配合术前检查的方法及注意事项,如大小便标本的采集方法,X线等检查前的准备和注意事项。

(3)说明患者的饮食管理、戒烟及保持口腔卫生的意义,解释皮肤准备、给氧的重要性或作用。

(4)指导患者学习有关技能:①训练深呼吸及有效的咳嗽和排痰方法;②床上排便、排尿的适应性训练;③指导床上翻身及下床活动的方法。

(5)描述手术室的有关环境和规则。

(6)讲解术后可能留置氧气管等的目的和意义。

(李佳敏)

案例二　颈丛麻醉毒性反应患者的护理

一、病例

【病史】

患者杨某,女,42岁,已婚,农民,因颈部包块3月余于2008年7月24日入院。

患者于3个月前无明显诱因出现右侧颈部包块,无任何不适,未行特殊处理;包块逐渐增大,门诊CT提示:"甲状腺右叶占位性肿块"。为进一步诊治收治入院。

【体格检查】

患者神志清楚,营养良好,微胖体型,全身皮肤黏膜无黄染,淋巴结无肿大。右侧甲状腺下极扪及一大小约4 cm×6 cm包块,越中线,无触痛,质韧,可随吞咽上下活动,表面光滑,边界清楚,双侧甲状腺内未触及明显结节。

【辅助检查】

1. 胸腹联透　双肺、心、膈正常,腹透未见明显异常。

2. 气管软化试验　未见明显异常。

3. ECG　窦性心律,正常心电图。

4. CT　甲状腺右叶见一约4 cm×6 cm大小占位性肿块,考虑右甲状腺瘤。

【医学诊断】

右甲状腺瘤。

【住院经过】

患者入院后完善术前各项检查,监测基础代谢率均在正常范围,进行入院及术前健康宣教、三短九洁、诺顿评分,指导进行手术体位练习,患者一般情况好,情绪稳定。拟于2008年8月4日上午8:30在颈丛麻醉下行"右甲状腺包块切除术"。8月4日上午8:15与病房护士交接患者后将患者安置到指定手术间,建立静脉通道,安置患者于去枕仰卧位,头偏向左侧,消毒右侧颈部,协助麻醉医生作颈丛麻醉穿刺,回抽有回血,调整穿刺部位,回抽无回血后按剂量注射利多卡因溶液。用药后患者生命体征稳定,给予鼻导管吸氧 2 L/min,取颈仰卧位,铺巾,准备手术。突然患者烦躁不安,不停呻吟,询问、安抚无效;继而挣脱约束带,掀开身上无菌巾坐起;呼吸急促,颜面、颈部潮红,双手乱抓,大叫,心电监护示心率 143 次/分。医护人员立即上前保护患者以防止坠床,静脉注射地西泮 10 mg、地塞米松 5 mg,面罩给氧 6 L/min,1 min 后患者安静,协助取平卧位,测血压为 156/103 mmHg,心率 140 次/分,呼吸 32 次/分,SpO$_2$ 97%,患者轻微呻吟,2 min 后患者入睡。10 min 后测血压为 126/82 mmHg,心率 90 次/分,呼吸 19 次/分,SpO$_2$ 99%。患者安静,神志清楚,颜面、颈部轻微潮红,送回病房继续观察,与病房护士详细交接患者。返回病房后继续吸氧、输液,监测生命体征,告知暂禁食、禁水。次日未诉不适,正常活动与饮食。经征求患者意见,回家休息 1 周,更改麻醉方式再行手术。告知此次局麻药的不良反应不会影响下次麻醉和手术,使患者心情放松,避免受凉,以良好的状态迎接手术。

二、护理

【护理诊断及合作性问题】

1. 有心输出量减少的危险 与局麻药中毒有关。

2. 有低效性呼吸型态的危险 与局麻药中毒有关。

【护理目标】

(1) 使患者尽快安全恢复。

(2) 护士及时发现、处理并发症。

【护理措施】

(一) 麻醉前护理

1. 心理护理 护士态度和蔼,耐心地向患者讲解颈丛麻醉的必要性和安全性,介绍颈丛麻醉的方法,使患者对颈丛麻醉知识有一定的了解,树立对麻醉和手术成功的信心。

2. 实验室检查 术前作血常规、出凝血时间、大小便常规及心、肝、肾功能检查,了解患者机体耐受情况。

3. 做颈仰卧位锻炼 方法:仰卧,撤下枕头,肩部放一软枕,使头后仰,颈前充分暴露(图 2-1)。每日 4~6 次,每次 10~15 min,使患者更好地适应麻醉和手术。

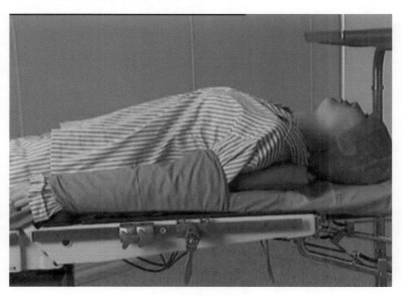

图 2-1 颈仰卧位

4. 饮食护理 术前禁食 12 h，禁饮 4 h。因有可能颈丛麻醉效果不佳而术中需改作全麻，防止术中、术后因呕吐物误吸而导致窒息的危险。

5. 麻醉前用药 术前 30 min 用苯巴比妥钠 0.1 g 和阿托品 0.5 mg 肌内注射物，有助于稳定患者情绪、增强麻醉效果、减少麻醉药的毒副作用，使麻醉过程平稳。

（二）毒性反应的护理

1. 急救处理

（1）立即停止用药，使患者平卧。

（2）氧气吸入：使用面罩给氧，6～8 L/min，确保呼吸道通畅。

（3）镇静：用地西泮 10 mg 静脉注射。

（4）激素的应用：地塞米松 5 mg 静脉注射。

（5）密切观察患者生命体征及病情变化，并准确做好护理记录，为进一步处置提供依据。

2. 毒性反应后的护理 患者发生毒性反应后经过急救处理，病情稳定，返回病房，仍需做好相应的护理。

（1）心理护理：告知患者毒性反应不会对机体造成损伤，待局麻药物代谢后不会遗留后遗症，择期更改麻醉方式行手术，不会影响对疾病的治疗。

（2）体位：患者继续取平卧位，待生命体征稳定后改自由体位。

（3）吸氧：使用一次性鼻塞持续低流量给氧。

（4）饮食护理：禁食、禁水 6～8 h，待麻醉作用消失后给予普通饮食。

（5）静脉输液：根据医嘱给予补液及对症处理。

（6）病情观察：继续观察患者生命体征及病情变化，认真记录护理病历。

【效果评价】

局麻药物毒性反应发生后及时发现并妥善处理，患者恢复正常。

【健康教育】

（1）告知患者择期更改麻醉方式进行手术。

（2）避免受凉，加强营养。

（3）保持良好的心理状态，若有疑虑，及时到医院向医护人员咨询。

（王哲敏）

案例三 硬膜外麻醉患者的护理

一、病例

【病史】

患者柳某，女，24 岁，未婚，公司职员，因全身淤斑 4 年余于 2008 年 9 月 21 日入院。

患者于 4 年前无明显诱因出现全身淤斑，无发热、反酸、恶心、呕吐、腹胀、腹泻、胸闷、心悸等不适，医院诊断为血小板减少性紫癜，给予相关治疗后好转，间断有多次发作，目前仍有血小板减少，为进一步诊治收治入院。

【体格检查】

患者神志清楚，营养中等，体温 36.5 ℃、脉搏 84 次/分、呼吸 20 次/分、血压 100/76 mmHg。全身皮肤黏膜无黄染,淋巴结无肿大。心肺无明显异常,腹平软,无压痛及反跳痛,未触及异常肿块,肝、脾肋下未触及,肠鸣音可闻及,双下肢及躯干有散在皮下淤血,无水肿。

【辅助检查】

1. **血常规** 红细胞 4.16×10^{12}/L,白细胞 6.3×10^9/L。
2. **胸腹联透** 双肺、心、膈正常。
3. **ECG** 窦性心律,正常心电图。
4. **肝胆脾** B超检查未见明显异常。

【医学诊断】

血小板减少性紫癜。

【住院经过】

患者入院后完善术前各项检查,术前患者心理较焦虑,对麻醉及手术的相关知识了解甚少,向患者介绍有关知识后患者情绪稳定。另给予备皮、禁食、普鲁卡因皮试、麻醉物品的准备、麻醉前用药等,做好连硬外麻醉前的护理。于 2008 年 9 月 22 日 8 时在连硬外麻醉下行脾切除术。术后给予去枕平卧、密切观察患者的生命体征变化和伤口渗血情况;给予禁饮禁食,静脉输液,应用抗生素及保持水、电解质平衡;做好胃肠减压管、腹腔引流管及留置导尿管的护理;给予心理护理,协助生活护理,指导患者术后早期活动;同时加强并发症的预防和观察。患者术后生命体征平稳,无并发症发生,恢复良好;导尿管于术后第 2 天拔除,能自行排尿;腹腔引流管术后第 3 天拔除;术后第 3 天肠蠕动恢复,拔除胃管,指导进食。患者各项实验室检查正常,伤口愈合佳,心情愉快,接受康复指导后于 9 月 30 日出院。

二、护理

【护理诊断及合作性问题】

1. **焦虑/恐惧** 与担心麻醉和手术有关。
2. **有呼吸、循环功能异常的危险** 与出、凝血时间异常和麻醉药物不良反应有关。
3. **知识缺乏** 缺乏有关麻醉和麻醉配合的知识。
4. **有心输出量减少的可能** 与麻醉后部分交感神经阻滞,术中失血、失液有关。
5. **有意外损伤的危险** 与椎管内麻醉并发症有关。
6. **有椎管内感染的危险** 与麻醉时无菌操作不严等因素有关。

【护理目标】

(1)使患者对麻醉的焦虑/恐惧感减轻,对麻醉的耐受力提高。
(2)使呼吸、循环功能处于较好的状态。
(3)了解有关麻醉及麻醉配合知识。
(4)防止并发症的发生,一旦发生并发症要及时处理。

【护理措施】

(一)麻醉前护理

1. **心理护理** 针对患者实际存在的心理状态进行解释、说服和安慰,关心和鼓励患者,以取得患者的信任。简单介绍麻醉实施方案及配合方法,以取得合作,减轻焦虑和恐惧的心理状态。

2. **提高患者对麻醉和手术的耐受力** 麻醉前应尽量改善患者全身情况,纠正生理功能紊乱,使重要脏器功能处于较好的生理状态,为保证麻醉安全创造条件。

3. 禁食和禁饮　麻醉前 12 h 禁食,4～6 h 禁饮,以防麻醉中发生呕吐引起误吸和窒息的危险。

4. 局部麻醉药物过敏试验　普鲁卡因使用前一定要做皮肤过敏试验。

5. 麻醉物品的准备

(1)药物准备　包括麻醉药物和急救药物。

(2)器械准备　准备好硬膜外麻醉所需的器械物品,同时还应备好吸引器、开口器、喉镜、气管导管、供氧设备、麻醉机、监护仪等。所有麻醉器械和急救设备必须处于完好备用状态。

6. 麻醉前用药

麻醉前半小时给予苯巴比妥钠 0.1 g 肌内注射,在麻醉过程中有镇静、催眠、抗惊厥的作用,并能防治局麻药物的毒性反应;给予阿托品 0.5 mg 肌内注射,在麻醉过程中有解除平滑肌痉挛、抑制腺体分泌、利于保持呼吸道通畅、解除迷走神经对心脏的抑制作用,避免术中心动过缓或心跳骤停。

(二)麻醉后护理

1. 体位　硬膜外麻醉后不会引起头痛,但因交感神经阻滞后,血压多受影响,所以平卧(可不去枕)4～6 h(图 3-1)。

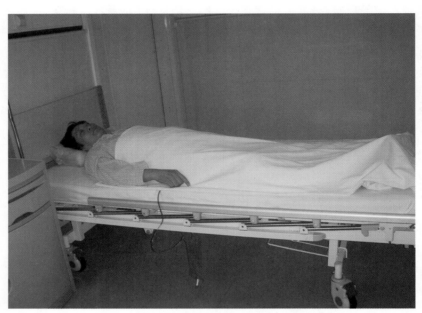

图 3-1　硬膜外麻醉后体位

2. 观察病情　严密监测生命体征,防止并发症的发生。麻醉后早期每 15～30 min 测血压、脉搏、呼吸一次,并做好记录,病情稳定后可延长监测的间隔时间。同时还要观察患者各引流管的引流量、尿量、体温、肢体的感觉和运动情况。注意有无恶心、呕吐、头痛、尿潴留及穿刺点疼痛等。有异常及时报告医生。

3. 维持循环功能　手术后保持正确的卧位,继续输液以维持循环功能稳定。尿量是监测循环功能最简便的方法,麻醉后应保持每小时尿量 30 mL 以上。

4. 维持呼吸功能　首先应保持呼吸道的通畅,若有呼吸减弱或呼吸困难,应继续吸氧或辅助呼吸等,保证通气量足够。一旦呼吸停止,应立即行气管插管和人工呼吸等抢救措施。

5. 对症处理　若出现恶心、呕吐应查明原因处理,呕吐时要及时清理呕吐物,保持清洁;若出现尿潴留应行下腹部热敷和诱导排尿,若不习惯卧床排尿,可酌情改变体位或下床排尿,仍不能自行排尿时应施行无菌导尿;肢体感觉运动恢复前,应加强护理以防意外损伤;若出现硬膜外血肿压迫脊髓引起截瘫,要及时报告,争取早期手术清除血肿;若出现穿刺部位感染,采用抗生素治疗,有硬膜外脓肿形成要应用大量抗生素治疗,争取在出现截瘫前早期手术,按要求做好术前准备工作。

【效果评价】

(1)向患者介绍有关麻醉及手术的相关知识,情绪稳定,配合手术。

（2）患者循环、呼吸功能正常,能耐受麻醉和手术。

（3）患者能说出有关麻醉及麻醉配合的知识。

（4）无并发症的发生。

【健康教育】

（1）术前向患者介绍手术室情况,介绍麻醉的方法和手术的情况,减轻患者的陌生感和恐惧感。

（2）帮助患者合理安排休息和活动,鼓励患者尽可能生活自理,改善机体条件。

（3）告知患者及家属麻醉后正确的卧位及时间,按要求去做可减少并发症的发生。

（孙　林）

案例四　全麻患者的护理

一、病例

【病史】

患者尚某,女,62岁,已婚,退休。因左面部麻木2年、头昏半年、行走不稳2个月于2009年7月13日平诊入院。

患者2年前无明显诱因出现左侧面部麻木,未诊治。半年前患者出现头昏,无恶心、呕吐、无视物旋转。2个月前患者出现行走不稳,需人搀扶,头部MRI检查发现左桥小脑角区、中颅底占位性病变,入院进一步治疗。

【体格检查】

患者神志清楚,语言流利,检查合作,双瞳孔直径2.5 mm、光反应正常。体温36.8 ℃、脉搏80次/分、呼吸20次/分、血压130/90 mmHg,眼球运动正常,眼底检查无异常,左侧角膜反射减弱,左侧面部感觉减退,双鼻唇沟对称,伸舌居中、软腭无下垂、咽反射正常,心肺听诊无异常,腹平软无压痛,四肢肌力Ⅴ级,右侧腹壁反射减弱,病理反射未引出,左侧指鼻试验、跟胫膝试验不准确。

【辅助检查】

1. 实验室检查　红细胞$4.09×10^{12}$/L,白细胞$6.68×10^9$/L,中性粒细胞65%。

2. 头颅MRI　示左桥小脑角区占位性病变。

【医学诊断】

左侧三叉神经鞘瘤。

【住院经过】

患者入院后完善术前各项检查,落实入院及术前健康宣教、"三短九洁"、诺顿评分,指导患者在术后卧床期间如何床上排便,患者一般情况好,情绪稳定,拟于2009年7月15日8时在全麻气管插管下行左桥小脑角区三叉神经鞘瘤切除术,于11时30分术毕患者转回术后监护室,术后给予去枕平卧、头偏向一侧卧位,密切观察患者的生命体征变化和瞳孔情况;给予吸氧、静脉输液、应用抗生素及保持水、电解质平衡;做好头部引流管及留置导尿管的护理;给予心理护理,协助生活护理;同时加强并发症的预防和观察。患者术后生命体征平稳,无并发症发生,恢复良好;导尿管于术后第3天拔除,能自行排尿;头部引流管术后第4天拔除;术后10天头部伤口愈合良好、拆线,于7月25日康复出院。

二、护理

【护理诊断及合作性问题】

1. 清理呼吸道无效　与麻醉后意识不清有关。

2. 低效性呼吸型态　与呼吸道梗阻或麻醉过深、过浅有关。

3. 有窒息的危险　与呼吸道梗阻有关。

4. 有体温过高的危险　与中枢体温调节失常等因素有关。

5. 有意外损伤的危险　与全麻苏醒前躁动有关。

【护理目标】

（1）患者呼吸道通畅，呼吸、循环功能正常。

（2）体温在正常范围内。

（3）安全度过麻醉清醒期。

【护理措施】

（一）全麻前护理

1. 心理护理　有针对性地做好患者的心理护理，消除患者对手术的紧张、恐惧心理，介绍麻醉施行方案及配合方法，以取得合作。患者麻醉前一晚睡眠较差，按医嘱给予镇静剂。

2. 提高患者对麻醉和手术的耐受力　麻醉前应尽量改善患者全身情况，纠正生理功能紊乱，使重要脏器处于较好的生理状态，为保证麻醉安全创造条件。

3. 禁食、禁饮　嘱患者麻醉前禁食 12 h，禁饮 4 h，以保证胃的排空，否则麻醉中有发生呕吐和误吸的危险。

4. 局部麻醉药物过敏试验　普鲁卡因使用前做皮肤过敏试验。

5. 麻醉物品的准备

（1）药物准备　包括麻醉药物和急救药物。

（2）器械准备　准备好硬膜外麻醉所需的器械物品，同时还应备好吸引器、开口器、喉镜、气管导管、供氧设备、麻醉机、监护仪等。所有麻醉器械和急救设备必须处于完好备用状态。

6. 麻醉前用药　麻醉前半小时给予苯巴比妥 0.1 g 肌内注射，在麻醉过程中有镇静、催眠、抗惊厥作用，并能防治局麻药物的毒性反应；给予阿托品 0.5 mg 肌内注射，在麻醉过程中有解除平滑肌痉挛、抑制腺体分泌、利于保持呼吸道通畅、解除迷走神经对心脏的抑制作用，避免术中心动过缓或心跳骤停。

（二）麻醉后护理

1. 严密观察病情变化　患者术毕转回术后监护室，立即测量血压、脉搏、呼吸、瞳孔，向麻醉师了解手术中的情况（麻醉方法、手术方式、术中是否平稳、术中出血量、输液输血量及用药等）。以后每隔 15～30 min 测血压、脉搏、呼吸一次，直至患者完全清醒，循环和呼吸稳定。注意观察伤口敷料及引流管的情况，监测并记录用药及引流量、尿量。

2. 保持呼吸道通畅　全麻清醒前的患者容易出现舌后坠、喉痉挛、呼吸道分泌物堵塞、误吸呕吐物等引起呼吸道梗阻。术后患者取平卧位，头偏向健侧（图 4-1）；口中放置通气道，并将肩部抬高，头向后仰，可防止舌后坠。

3. 保持循环系统的稳定　麻醉药和手术创伤对循环系统的抑制不因为手术结束而消除。因此，麻醉后应继续对循环系统进行监测。术后要准确记录液体出入量，观察皮肤的温度、颜色和湿润度。根据血压、脉搏、尿量及末梢循环情况，调节输液量及速度，防止输液过多或不足。术后麻醉苏醒期间，患者心率可能有所加快，血压有不同程度升高，若血压过高应静脉用药维持正常血压，避免因血压波动造成术后出血。

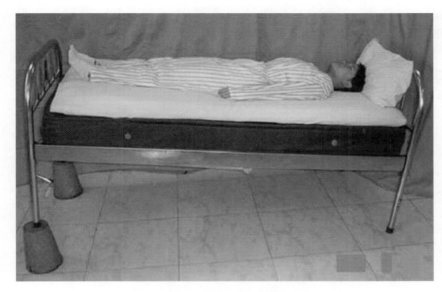

图 4-1　全身麻醉后体位

4. 体温的观察　因术中暴露太久或大量输液、输血,全麻后患者多伴有体温过低,术后要注意保暖。

5. 防止意外损伤　麻醉恢复过程中患者可出现兴奋、躁动不安,为防止患者坠床及其他意外事故的发生,注意约束四肢,必要时遵医嘱肌内注射镇静剂,但为观察病情变化,一般不静脉使用安定等药物。若患者出现异常兴奋、躁动,往往提示有术后脑水肿、颅内血肿等严重并发症,应及早发现并处理。

【效果评价】

(1) 患者呼吸道保持通畅。

(2) 患者术毕神志清楚,生命体征平稳。

(3) 患者全麻苏醒后无意外损伤。

【健康教育】

(1) 告知患者家属,术后早期的卧位对保持呼吸道通畅的作用,讲述麻醉后的注意事项,取得合作。

(2) 待患者清醒后告知患者术后注意事项及配合要点。

(孙　林)

案例五　手术中患者的护理

一、病例

【病史】

患儿张某,男,9岁,学生,因转移性右下腹疼痛1天于2009年6月22日入院。

患儿于昨晚餐后出现脐周阵发性胀痛,无恶心、呕吐,无腹泻、发热等症状,未做特殊处理后疼痛渐转移并局限于右下腹,无放射痛,呈阵发性刺痛,未给予相应处理。于今日以急性阑尾炎收入院就诊。

【体格检查】

患者神志清楚,焦虑不安,营养良好,微胖体型,全身皮肤黏膜无黄染,左乳外上象限可见一局限性皮肤凹陷。该处扪及一 2.5 cm×2 cm 大小肿块,无触痛,质硬,表面不光滑,外形不规则,边界欠清,活动度欠佳;左乳无特殊;双侧腋窝及锁骨上淋巴结未触及。

患儿神志清楚,步入病房,焦虑不安,痛苦面容,营养良好,体温 38.2 ℃,心率 120 次/分,腹平软,肝脾不大,右下腹麦氏点处压痛、反跳痛阳性,双肾区无叩击痛,闭孔内肌试验和腰大肌试验阴性,肠鸣音可闻及。

【辅助检查】

1. **血常规** 白细胞 $11.8×10^9/L$,中性粒细胞 68.6%。
2. **尿常规** 正常。

【医学诊断】

急性阑尾炎。

【住院经过】

患儿入院后完善术前各项检查和给予较充分的术前准备后(包括心理护理、有关疾病和手术方式介绍、患儿手术前后的具体配合方法及其意义等),于 2009 年 6 月 22 日在硬膜外麻醉下,行阑尾切除术。术后严密观察患儿生命体征的变化和伤口敷料渗血、渗液情况、愈合状况;应用抗生素、半卧位、止痛;加强患儿营养补充、心理护理、生活护理、并发症预防和观察、术后康复指导等一系列治疗和护理措施;术后病理报告为"急性单纯性阑尾炎";患者恢复良好,生命体征稳定,于术后第 1 天上午恢复饮食;术后第 7 天伤口拆线,愈合良好,患儿无术后并发症。

二、护理

【护理诊断及合作性问题】

1. **焦虑** 与患者对所患疾病、麻醉、手术、预后等不了解有关。
2. **有损伤可能** 与麻醉、术中出血、手术过程、耐受力降低有关。
3. **有周围血管神经功能失常的可能** 与局部约束压迫过久,止血带使用过久等有关。
4. **有皮肤受损的可能** 与采用某一体位压迫约束时间过长有关。
5. **有感染的可能** 与切口种类、各种操作、手术时间有关。

【护理目标】

(1)通过心理护理使患者消除或减轻焦虑。
(2)通过良好的操作技术避免损伤。
(3)避免因约束压迫过久引起的周围血管神经功能异常。
(4)注意保护,避免发生皮肤受损。
(5)注意无菌操作原则,不发生感染。

【护理措施】

(一)判断患者病情

患者进入手术室后,手术室护士即有护理患者的责任。要做好护理,首先是收集患者与手术的各种资料,以便做好护理评估,保证手术的安全进行。

1. 手术日前的评估内容

(1)通过查阅病历,了解病情,如患者的病史、症状、各种检查结果、诊断、手术与麻醉方式等。
(2)患者心理状态:通过与患者交谈或与主管医生了解患者有无焦虑、害怕、紧张等情绪,以便做好心理护理。

2. 手术日的评估内容

（1）详细核查姓名、性别、年龄、病区、床号、住院号、检查结果、诊断、手术方式等项目。

（2）检查各种准备情况，如皮试结果、备血、禁食、胃肠道准备、术前用药、皮肤准备、导尿管等。

（3）评估外周浅静脉，便于穿刺输液、用药及抢救。

（4）根据手术方式，评估身体受压部位。

（5）评估术中可能出现的情况，做好相应准备。

（二）减轻焦虑情绪

（1）与患者交谈，了解焦虑的原因和心理活动。

（2）术前向患者讲解手术治疗的必要性、麻醉的效果、手术过程、术中可能出现的不适、术后可能出现的并发症等，让患者明白手术的整个过程，做好思想准备，以消除紧张，配合治疗。

（3）在护理操作中，以负责的态度和熟练的技能给患者信任感和安全感，如和蔼的语言和表情，熟练而轻巧的动作，保护患者身体安全，使其体位舒适，避免身体不必要的暴露等。

（三）安置适当的体位

1. 手术体位的安置　急性阑尾炎手术患者手术时安置仰卧位，也称平卧位（图5-1），是常采用的手术体位，由巡回护士和手术人员共同完成。

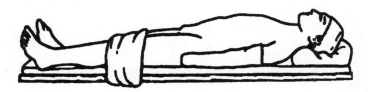

图5-1　平卧位

患者平卧于手术台上，头部置软枕，腰部和膝部置软垫，以使腹肌松弛；足跟置气圈或软垫，以缓解压力。双臂自然放在体侧，掌面向下，腕部约束。若上肢输液则将上肢固定于搁手板上，手臂下置软垫，手臂外展应小于90°角。膝部用较宽约束带固定，固定松紧以能插进手掌为宜。

2. 安置手术体位的注意事项

（1）向患者解释该体位的作用。

（2）摆放的手术体位要有利于麻醉和手术的进行，手术区要充分暴露，但又要注意肢体的保护和保暖，使患者感觉舒适。

（3）尽量避免颈、胸部受压，保持呼吸运动正常。

（4）尽量避免身体局部受压，以维持神经、肌肉、血液循环功能正常。使用较宽的固定带，固定时松紧度要合适，观察肢端血液循环情况。

（5）在改变体位或手术结束搬运时，动作应轻柔缓慢。

（四）手术人员的无菌准备

手术人员无菌准备的目的是预防手术伤口的感染。

1. 更衣　手术人员进入手术室应先在非限制区更换手术室清洁的鞋、洗手，戴好口罩、帽子，口罩盖住口鼻，帽子盖住全部头发。取下首饰，修剪指甲去除甲缘下积垢。

2. 手臂的清洁和消毒　目前新型消毒剂擦拭手臂的方法广泛应用于临床。但肥皂刷手法由于效果确切、方便、价廉，现在临床上仍然使用。

3. 穿无菌手术衣　手臂消毒后拿起无菌手术衣在宽敞处，抓住衣领把衣服抖开；把无菌手术衣轻轻上抛，迅速把双手顺势插入袖筒内；由巡回护士在背后袖笼内牵拉使双手露出，交叉双手提起腰带，由巡回护士系好（图5-2）。

4. 戴无菌手套　手套戴上后要将手腕的反折部分套在无菌手术衣的袖口上。由巡回护士用无菌液体把手套上的滑石粉冲去（图5-3）。

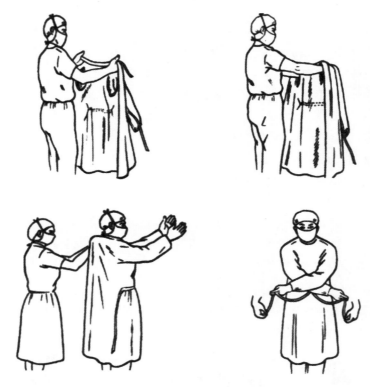

图 5-2　穿无菌手术衣的方法

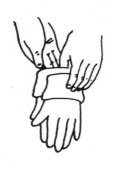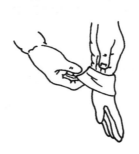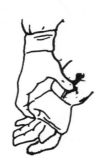

图 5-3　戴无菌手套的方法

（五）避免患者意外损伤

（1）要熟悉患者病情，做出相应处理。

（2）安置体位时，注意防止坠床、组织受压，约束固定松紧适宜。

（3）严格管理器械台物品，防止锐利器械损伤组织。手术开始前及关闭体腔前后，器械护士、巡回护士共同清点器物，以防异物存留。

（4）各种操作都应做到正确无误，如：正确使用电刀及电极板，防止意外损伤；使用抗生素要注意皮试结果；器官、组织切除要核对无误等。

（5）严密观察患者在术中的反应和生命体征，注意出血量、尿量、液体出入量等，有详细记录。

（6）搬运患者时动作须一致和平稳，平抬平放，注意保护伤口及引流管，防止牵拉脱出。

（六）维护血管、神经正常功能

（1）体位安置时，应尽量使肢体处于功能位。

（2）在肢体受压部位，特别是骨突部位应加软垫以减轻压力，约束带固定要使用宽带且松紧适宜。

（3）手术过程中定时观察肢端皮肤颜色有无异常、有无肿胀、有无感觉异常、体温有无异常。

（4）观察血液循环有无异常，摸动脉搏动情况并注意有无静脉血回流障碍。

（七）维护皮肤完整性

（1）各种操作注意不损伤皮肤,肢体受压部位应加软垫保护,支架应垫护垫,约束带固定不能太紧、太窄。

（2）定时观察肢体温度和皮肤颜色,是否有温度降低、皮肤苍白发绀等现象。

（3）巡回护士应了解患者有无感觉异常现象,必要时加以调整并给予相应处理。

（4）保持手术室适宜的温度,避免室温过低或过高。

（八）防止感染

（1）手术的全过程严格执行无菌操作原则,避免操作不当造成的感染。

（2）术前尽可能做好准备,如纠正病理生理紊乱提高机体耐受力,胃肠道准备,合理使用抗生素等。

（3）按无菌技术处理感染病灶,彻底止血,避免大捆结扎,合理应用引流技术等。

（4）器械护士应准确及时地配合手术操作,减少组织器官暴露,缩短手术时间,防止异物存留,保持手术台和器械台干燥,保护切口等。

【效果评价】

（1）患者焦虑情绪减轻,对疾病、麻醉、手术及预后有一定的了解,积极配合手术治疗。

（2）手术中没有发生损伤。

（3）手术中局部约束带松紧适宜,周围血管、神经没有受压,功能正常。

（4）没有发生皮肤受损。

（5）无感染发生。

【健康教育】

在手术中向患者做健康指导,可减轻患者对手术的心理恐惧或焦虑,使其了解手术过程的知识,主动配合手术,减少手术中的并发症,使手术顺利完成。

（1）介绍手术室的有关环境、规则和工作人员,使患者消除恐惧或焦虑。

（2）讲解手术目的、方式、所需时间、麻醉方式及有关术中不适和应对方法。

（3）介绍麻醉的体位及手术体位,指导患者如何配合,有利于麻醉的穿刺成功和手术野的有效暴露,有利于手术顺利开展。

（李佳敏）

案例六　手术后患者的护理

一、病例

【病史】

患者张某,男,78岁,退休教师。因腹痛,便条变细,偶尔便血,于2009年4月1日入院。

患者自述近3个月大便便条变细,一周前自觉便时轻微腹痛,带血。病程中饮食可,无腹泻、腹胀等不适,平日喜抽烟、喝酒,偏食辛辣食物,无高血压及糖尿病史。考虑"直肠癌"可能性大,为进一步诊治收入院。

【体格检查】

全身检查:患者神志清楚,轻微焦虑,营养中等,全身皮肤黏膜无黄染。专科检查:门诊肛门指检于直肠左方、右后方触及直肠黏膜突起,形态不规则,距肛门 10 cm 左右十二点位置触及一小核桃大小、质硬、表面不平的肿块,检毕指套带血。腹股沟淋巴结触诊不满意。

【辅助检查】

1. 纤维结肠镜检＋活组织检查 距肛门约 13 cm 处十一至十二点位置见一菜花样肿物,大小约 2.2 cm×3.5 cm,肿物突向管腔生长,表面有出血、溃烂,遂钳取活组织送病理检查,病理检查提示:直肠腺癌。

2. 血清癌胚抗原(CEA)测定 86 μg/L。

【医学诊断】

直肠癌。

【住院经过】

患者入院后完善相关检查(纤维结肠镜、活组织检查、血清癌胚抗原测定等),并结合临床表现,确诊为直肠癌,充分做好术前肠道准备、皮肤准备、呼吸道准备、心理护理、输血准备、营养支持、抗感染等,于 2009 年 4 月 8 日上午八点在全麻下行经腹直肠癌切除术(即 Dixon 手术),切除乙状结肠和直肠大部,并做直肠、乙状结肠端端吻合术,保留正常肛门,腹腔放置引流管。手术顺利,于 13 点安返回病房入重症监护室。神志清楚,心电监护示脉搏、呼吸、血压、血氧饱和度、平均动脉压正常,去枕平卧位,持续吸氧,保持留置导尿管、胃肠减压管、腹腔引流管及静脉留置管通畅,腹部切口敷料干燥,无渗血、渗液,给予抗感染、支持、止血、对症治疗等,术后第二天行切口换药,无红肿及异常分泌物,腹腔引流管通畅,引流液由血性液体逐渐变淡,量约 100 mL,胃肠减压管通畅,引流出淡黄色胃液 50 mL,术后 3 天拔出胃肠减压管和尿管,术后一周拔出腹腔引流管,术后 8 天切口拆线,Ⅰ期愈合,现病情稳定,拟行化疗。

二、护理

【护理诊断及合作性问题】

1. 排便型态改变 与癌肿造成梗阻有关。

2. 体液不足 与术后出血、失液或术后禁食、引流等有关。

3. 营养失调:低于机体需要量 与便血、术后禁食有关。

4. 舒适的改变 与术后疼痛、恶心、呕吐、腹胀、尿潴留、呃逆有关。

5. 活动无耐力 与切口疼痛、疲乏、体质虚弱有关。

6. 焦虑 与对手术治疗及术后正常反应认识不足有关。

7. 潜在并发症 出血、切口感染或裂开、肺不张与肺部感染、尿路感染、下肢深静脉血栓形成等。

8. 知识缺乏 缺乏术后饮食、活动,及康复等有关知识。

【护理目标】

(1)患者术后能正常规律排便。

(2)体液恢复正常,水、电解质维持在平衡状态。

(3)营养得到补充,能满足组织愈合和机体康复的需要。

(4)术后舒适感增加。

(5)通过增加舒适护理,心理疏导及加强营养等,患者体力逐渐恢复。

(6)患者获得适当的心理支持,紧张、焦虑等解除或减轻。

(7)手术后发生并发症的危险性减小,或者并发症发生时能及时发现、及时处理。

(8)能复述术后饮食、活动、切口护理、导管护理、术后康复的要点和相关知识。

【护理措施】

（一）患者的搬移及卧位

1. 搬移　术后送入重症监护病房。搬运患者时要平稳,尽量减少震动。特别是把患者由平车移到病床时,由3～4人正确操作,保证安全,注意不要压迫手术部位,保护静脉输液管道及各种引流管。

2. 卧位　患者全麻未清醒时取去枕平卧位,头偏向一侧或侧卧位,便于口腔分泌物或呕吐物流出,以防止误吸导致患者窒息或吸入性肺炎。待麻醉反应消失后,取半卧位,有利于血液循环,并增加肺潮气量,可减轻腹部张力使患者舒适,可使腹腔渗血、渗液流注盆腔以避免形成膈下脓肿。

（二）维持呼吸和循环功能

1. 生命体征的观察　使用心电监护仪,随时监测心、肺等生理指标,及时发现呼吸道梗阻、伤口、腹腔出血和休克等早期表现,并对症处理。

（1）血压、脉搏:每15～30 min测血压、脉搏一次,病情稳定后改为每1～2 h一次,并做好记录。根据病情调整输液速度及量,患者坐起、站立时应缓慢,以免体位突然变动而引起体位性低血压。

（2）体温:术后3天内,每4 h测体温一次,体温正常后改为一天两次。

（3）呼吸:随体温升高而加快,有时可因腹带包扎过紧而受影响,若术后患者出现呼吸困难或急促时,应先检查腹带的松紧度,适当调整,但仍应警惕肺部感染和急性呼吸窘迫综合征的发生。

2. 保持呼吸道通畅

（1）麻醉清醒后鼓励和督促患者每小时做深呼吸运动5～10次,并有效咳嗽一次,促进排痰和肺扩张。必要时每2～3 h协助翻身、拍背一次。

（2）若痰液黏稠可用超声雾化吸入,每日2～3次,每次15～20 min,使痰液稀薄,易咳出。

（3）呼吸道分泌物较多且体弱不能有效咳嗽时,给予吸痰,必要时可采用纤维支气管镜吸痰或将气管切开吸痰。

（4）吸氧:术后依据血氧饱和度持续低流量给氧,以提高动脉血氧分压。

（三）饮食和输液

机体组织从创伤到愈合需要有足够的营养,手术后患者营养及液体的补充,直接关系到患者的代谢功能和术后康复。

术后肠功能恢复,肛门排气后,可拔除胃管开始进流质饮食,给流质后无不良反应,可逐步改为半流质饮食,手术后2周左右可进普食。食物以高蛋白质、高热量、富含维生素及易消化的少渣食物为主。

（四）鼓励早期活动

手术后应鼓励患者早期活动,并逐渐增加活动范围或活动量,以促进机体各功能的恢复,术后早期活动有利于增加肺通气量,减少肺部并发症的发生;促进血液循环,防止静脉血栓的形成;促进肠蠕动及早恢复,减轻腹胀或便秘;促进排尿功能恢复,解除尿潴留。

主要措施如下。

（1）向患者多做解释,消除患者害怕切口疼痛、出血、切口裂开等顾虑,以取得合作。

（2）卧床活动,在患者已清醒、麻醉作用消失后,就应鼓励其在床上活动,如深呼吸,四肢主动活动及间歇翻身等。足趾和踝关节伸屈活动,下肢肌松弛和收缩的交替运动,有利于促进其静脉回流。

（3）离床活动:手术次日协助患者取半卧位,无心慌、气急后扶起在床上坐几分钟,逐步增加活动量,扶患者沿床边走几步。每次活动时还应观察患者的面色及生命体征,以不使患者过度疲劳为原则,并防止患者摔倒。

（五）切口及引流管护理

1. 切口护理　加强患者营养支持,保证手术区敷料的清洁干燥。应注意观察伤口有无渗血、渗液、敷料脱落以及伤口有无感染等情况。若敷料脱落和污染,应及时更换。若伤口疼痛明显,有红肿、渗液多,应及时通知医生,采取理疗、抗感染、换药等早期处理。

2. 引流管护理 患者腹腔引流管是将腹腔组织间积聚的血液和渗出液通过引流物引流于体外的装置。为保证有效引流，其护理要点：①妥善固定，防止移位或脱落；②保持引流通畅，引流管切勿扭曲、压迫、阻塞，如有阻塞应以无菌等渗盐水缓慢冲洗；③观察记录引流液的量、性质和颜色，如有异常及时与医师联系处理；④注意无菌操作，每天更换连接管及引流袋一次；⑤根据病情掌握引流管的拔管指征、时间和方法。

（六）术后不适的护理

1. 切口疼痛 评估切口疼痛的原因，向患者介绍术后疼痛的规律，消除患者对疼痛的恐惧；妥善固定腹腔引流管，防止其移动所致切口牵拉痛；安置舒适的体位，指导或协助患者在翻身、深呼吸及咳嗽时，手放在切口两侧并向切口方向按压，减少因切口张力增加或震动引起的疼痛；分散患者的注意力，降低机体对疼痛的感受性，如有节奏地深呼吸、听广播、听音乐、看书、与人交谈等；遵医嘱给予镇静、止痛剂，如盐酸哌替啶，必要时隔 4～6 h 重复一次，但不可多次使用，以防成瘾。同时还可根据手术情况选用患者自控镇痛（PCA）等方法。

2. 恶心、呕吐 向患者说明恶心、呕吐是常见的麻醉反应，麻醉作用消失后即可逐渐停止。保持安静舒适和空气新鲜的病室环境；稳定患者情绪，鼓励做深呼吸和吞咽动作，以抑制呕吐反射；协助患者取合适体位，头偏向一侧，防止发生吸入性肺炎或窒息；观察患者出现恶心、呕吐的时间及呕吐物的量、色、质并做好记录；可用镇静止吐药，如甲氧氯普胺（灭吐灵）、氯丙嗪等，疗效较好；亦可针刺内关、足三里等穴位。

3. 腹胀 向患者解释肛门排气后，腹胀可自行消退。应鼓励患者进行床上活动或早期下床活动，促进胃肠功能恢复；指导患者禁食，保证胃肠减压器有效地负压吸引。

（七）心理护理

由于麻醉和手术期的安全度过，患者术后在心理上产生解脱感，患者在术后能消除手术引起的恐惧、焦虑。但患者因长时间不敢翻身活动、不敢咳嗽、不敢进食、身体不适、切口疼痛和生活不能自理、对癌症预后的担心都会增加。因此，针对患者的不良心理状态，提供个体化的心理支持，给予心理疏导和安慰，以增强战胜疾病的信心。医护人员应经常访视患者、给予患者术后健康指导等。

（八）手术后并发症的预防及护理

1. 术后出血 常见原因有：术中止血不彻底，创面渗血未完全控制；术后结扎线松脱；手术中痉挛而无出血表现的小动脉断端于术后舒张；凝血机制障碍等。

手术后出血常于手术后 24～48 h 内发生。切口出血可见敷料被血液湿透，甚至有血液持续流出。腹腔引流管内，可见血性引流液流出，量多、色红。还可表现为伤口敷料渗血，可给予更换切口敷料、加压包扎或全身使用止血剂而止血。

预防措施：手术时严格止血，关闭切口前手术野没有任何出血点是预防术后出血的关键。术后严密监测生命体征，观察切口敷料有无渗血及引流液颜色、量等情况能及时发现出血征象。

2. 切口感染 原因：手术操作无菌技术不严格，使切口污染；切口内积血、积液或遗有死腔、异物，使局部组织抵抗力降低；全身营养状况差等导致机体抗感染能力下降。

感染常发生于术后 3～4 天。患者主诉切口疼痛加重或减轻后又加重，伴体温升高、脉搏加速、血白细胞计数和中性粒细胞比例增高。切口有红、肿、热、痛或波动感等典型体征。

预防措施：关键在于术前严格做好肠道准备，术中严格遵守无菌技术，认真仔细操作，防止手术野污染及加强患者的营养护理，增强患者的抗感染能力和保持切口敷料的清洁、干燥，合理使用抗生素等。

3. 切口裂开 引起切口裂开的主要原因：腹部切口长、创伤大、愈合慢；年龄大、营养不良可导致组织愈合能力差；剧烈咳嗽、严重腹胀、呕吐、大小便困难等导致的腹腔内压突然增高。

切口裂开多发生于手术后 7～10 天或拆除皮肤缝线后 24 h 以内。表现为全层裂开或部分裂开。

如切口完全裂开，可安慰患者，卧床休息，立即用无菌生理盐水纱布覆盖，并用腹带包扎，立即通知医生送手术室重行缝合处理。如有内脏脱出，切勿在床上将内脏还纳，以免造成腹腔感染。如果是皮肤、皮下组织部分裂开者，用蝶形胶布固定，腹带加压包扎。

为防止此并发症,应采取以下预防措施:手术前加强营养支持;手术时用减张缝线,术后延缓拆线时间;切口用腹带包扎;避免用力咳嗽,咳嗽时教会患者按压伤口并取平卧位,减轻因横膈突然大幅度下降所致的腹内压骤升;及时处理引起腹内压增加的因素,如腹胀、排便困难;预防切口感染等。

4. 肺不张与肺部感染 肺不张与肺部感染多发生于胸腹部大手术后,尤其是老年患者。因麻醉的刺激使气管和支气管分泌物增多,或术后疼痛、腹部绷带包扎过紧等限制了患者的咳嗽和深呼吸,使分泌物积聚在肺底部、肺泡和支气管内不能排出,堵塞支气管,导致肺不张与肺部感染。更应重视的原因是患者的呼吸于恒定潮气量通气,使功能性气体交换面积减少、丢失,从而导致肺弹性回缩差、肺活量降低,最终导致肺不张。如未及时处理,还可以发展为肺脓肿或脓胸。

患者出现咳嗽、胸痛、呼吸急促、心率加快、发绀、发热;肺部叩诊呈浊音或实音,听诊有局限性湿啰音,呼吸音减弱或消失;白细胞计数及中性粒细胞比例升高;血二氧化碳分压升高;胸部 X 线检查发现肺不张征象。

一旦发生肺不张,首先应该鼓励患者深呼吸、咳嗽、排痰,并协助患者翻身、拍击背部床边负压吸引器吸痰,教会患者咳嗽时可用双手按压患者肋隙部或切口两侧,限制胸或腹部活动的幅度,请患者先深吸一口气,再用力咳嗽,并做间断深呼吸。痰液黏稠不易咳出时,可用糜蛋白酶、抗生素做超声雾化吸入,每日 2～3 次。为防止肺炎的发生,应同时全身使用有效的抗生素。

预防措施:术前做好充分的呼吸道准备,戒烟 2 周;深呼吸锻炼;术后鼓励患者有效排痰或药物化痰;注意保暖,防止呼吸道感染。

5. 尿路感染 尿潴留和留置导尿管是术后并发尿路感染的主要原因,感染可起自膀胱,上行感染可引起肾盂肾炎。

患者主要表现为拔出导尿管后出现尿频、尿急、尿痛,有时排尿困难,一般无全身症状。尿液检查有较多的红细胞、脓细胞。

具体治疗包括:应用有效抗生素,拔出导尿管后鼓励患者多饮水,使每天尿量保持在 1500 mL 以上,保持排尿通畅,起内冲洗作用;并做好导尿管护理。

预防措施:做好患者留置导尿管的护理。

6. 深静脉血栓形成 多发生于术后长期卧床,活动少的老年人。由于卧床过久、活动少,导致下肢血流缓慢;或脱水使血液浓缩。

深静脉血栓形成以下肢多见,起初患者常感腓肠肌疼痛和紧束,继之出现下肢凹陷性水肿;有时先出现下肢静脉发红、变硬、有明显触痛。检查除发现患肢有凹陷性水肿外,沿深静脉行径可见皮肤发红、肿胀、局部有触痛,可扪及索状变硬的静脉,常伴体温升高。

一旦发生血栓性静脉炎应停止患肢静脉输液,抬高患肢并制动,局部用 50% 硫酸镁湿敷,局部严禁按摩,以防血栓脱落导致肺栓塞;遵医嘱使用低分子右旋糖酐、复方丹参液、降纤酶等静脉滴注。

预防措施:患者在手术后应早期离床活动。双下肢多做屈伸活动,以加速静脉回流,防止血栓形成。

【效果评价】

(1)患者能规律、自主排便。

(2)水、电解质维持在平衡状态,无液体量过多或不足。

(3)患者拔出胃管后能逐渐按要求进食以获得全面足够的营养。

(4)不舒适感减轻甚至消失。

(5)患者能完全表达内心感受,紧张、焦虑等不良情绪解除或减轻。

(6)患者与家属能说出有关手术后饮食、活动、切口护理、导管护理的相关知识。

【健康教育】

(1)教会患者自我调节、自我控制,以保持良好的心态、乐观的情绪。

(2)帮助患者建立良好的饮食习惯,指导摄入清淡饮食。

(3)指导患者掌握康复锻炼的方法,提高患者生活自理能力。

（4）按照医师出院医嘱，指导患者合理化疗及其相关知识，定期复查，以了解癌肿复发及转移情况。

（李德琴）

案例七　等渗性缺水患者的护理

一、病例

【病史】

患者薛某，男，60 岁，体重 70 kg，因不全性肠梗阻、等渗性缺水于 2009 年 4 月 19 日入院。

患者于三天前无明显诱因出现进食后频繁恶心、呕吐，伴肛门停止排气、排便 3 天，无发热，自服药物不详，症状无缓解，今天上午呕吐黄色胃内容物及清水样物，量约 500 mL；解少许清水样稀便，量约 200 mL，遂做胸腹联透示"肠梗阻"，门诊以"不全性肠梗阻"收住院。病程中患者精神睡眠差未进食。

既往史：于 2 月前因右腹股沟斜疝嵌顿行嵌顿松解＋疝囊高位结扎术。

【体格检查】

全身检查：神志清楚，精神差，皮肤松弛，眼窝下陷，尿少，双肺呼吸音粗，未闻及病理性杂音，心率 110 次/分。腹部检查：腹膨隆，未见肠型及蠕动波，未见明显包块，未闻及肠鸣音及气过水声，移动性浊音（一）。

【辅助检查】

1. **胸腹联透**　肠腔积气，立位可见多数液平面及气胀肠祥。
2. **尿常规**　尿比重 1.039。
3. **血生化检查**　血清钠 140 mmol/L。

【医学诊断】

不全性肠梗阻、等渗性缺水。

【住院经过】

患者入院后完善相关检查，充分的术前准备：禁饮食、胃肠减压、心理护理、疾病相关知识介绍等，立即通知手术室，急诊，在全麻下行剖腹探查术，术中见右下腹肠管粘连带形成造成肠梗阻，遂行松解粘连术，手术顺利。待麻醉苏醒后送回病房监护室。术后给予继续禁饮食、持续胃肠减压、输液支持、抗感染等治疗，待肛门排气后拔出胃管进流质饮食，术后 6 天改为半流质饮食，梗阻症状消失，缺水症状缓解，伤口 7 天拆线，Ⅰ 期愈合，于 4 月 29 日痊愈出院。

二、护理

【护理诊断及合作性问题】

1. **体液不足**　与体液丢失过多或水、钠摄入不足有关。
2. **营养失调：低于机体需要量**　与营养摄入不足、丢失过多有关。
3. **排尿型态的改变**　与肾血流量减少有关。
4. **潜在并发症**　与脑损伤、低血容量性休克、意外伤等有关。
5. **知识缺乏**　缺乏等渗性缺水及疾病相关知识。

【护理目标】

（1）患者体液量恢复正常,无脱水症状和体征。

（2）患者能摄取足够的营养,营养状况得到改善。

（3）患者的排尿恢复正常。

（4）避免各种潜在并发症的发生。

（5）了解有关疾病的知识。

【护理措施】

（一）去除病因

积极配合手术治疗,做好术前、术后护理,解除梗阻,消除等渗性缺水的病因。

（二）维持适当的体液量

给予及时、正确的液体补充,为患者实施液体疗法,做好液体疗法的护理。

1. 补液量的计算 一般包括已经丧失体液量、继续丧失体液量和生理需要量三部分液体量。

（1）已经丧失体液量（已失量）:患者从发病到就诊时已经累积丧失的体液量。依据临床表现可判断该患者为中度缺水,已经失水量约占体重的 5%,该患者已失水量为 70 kg×5%＝3.5 kg,按每丧失体重的 1%补液 400～500 mL 计算,该患者应补液量为 70×5%×500 mL＝1750 mL。

（2）继续丧失体液量:治疗过程中继续丧失的体液量,又称额外丧失量。该患者继续丧失体液量为 500 mL＋200 mL＝700 mL。这部分体液丧失量的补充原则是"丢多少,补多少"。

（3）生理需要量:每日生理基础需要量。一般成年人每日液体的生理需要量 2000～2500 mL（其中等渗盐溶液 500～1000 mL,5%～10%葡萄糖溶液 1500～2000 mL）。

综合以上三项内容,该患者 24 h 补液总量为 1750 mL＋700 mL＋2500 mL＝4950 mL。

2. 液体种类 原则是"缺什么,补什么"。

（1）已失量的液体根据缺水性质和类型补充。等渗性缺水一般补给生理盐水和葡萄糖溶液各半量（1∶1）。

（2）继续损失量的液体根据实际丢失成分补充。该患者应补充林格溶液或平衡盐溶液,同时加入 10%氯化钾溶液 0.4～0.5 mL/dL。

（3）生理需要量的液体可补给 5%葡萄糖生理盐水 500～1000 mL,5%～10%葡萄糖溶液 1500 mL,再酌情补给 10%氯化钾溶液 20～30 mL。

3. 输液方法 静脉输液时,应遵循以下原则。

（1）先盐后糖:应先输入林格溶液或平衡盐溶液,然后补充葡萄糖溶液。

（2）先晶后胶:先输入平衡盐溶液进行扩容,可改善血液浓缩状态,有利于微循环,然后输入适量胶体溶液以维持血浆胶体渗透压,恢复和稳定血容量。

（3）先快后慢:初期输液要快,以迅速改善缺水缺钠状态。但是待患者症状好转后,就应减慢输液速度,以免增加心、肺负担。生理需要量及继续损失量都宜用慢滴维持。

经静脉加入特殊用药（钾盐、普萘洛尔、血管活性药物等）,都要控制滴注速度,不可过快。静脉滴注 10%葡萄糖溶液不宜超过 250 mL/h,大约 60 滴/分。手术后禁食补给生理需要量时,也应在 10～12 h 内输入,以保证患者的休息。

（4）交替输入:液体量较多时,对盐类、糖类、胶体类及碱类等各种液体要交替输入,如果在较长时间内单纯输注一种液体,可能造成医源性的体液失衡。

（5）尿畅补钾:缺水、缺钠也常伴缺钾,缺水及酸中毒纠正后,钾随尿排出增多,亦会使血清钾进一步下降,故应及时补钾。该患者尿量正常时（≥40 mL/h）方可补钾,否则有发生高钾血症的危险。

4. 疗效观察 补液过程中,必须严密观察治疗效果,随时调整护理方案,积极处理各种异常情况。

（1）记录液体出入量:入量包括饮食、饮水量及静脉补入量等方面,出量包括大小便排出量及呕吐物、引流物量等。

（2）保持输液通畅，注意输液管内液体滴注是否顺利，按要求控制滴注速度，一般控制在40滴/分。观察穿刺部位有无液体漏出，并做好静脉输液的护理（图7-1，图7-2）。

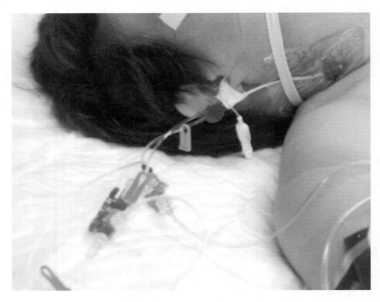

图7-1 中心静脉留置针补液

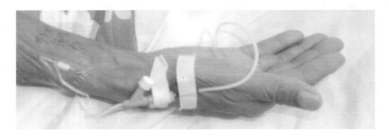

图7-2 外周静脉留置针补液

（3）观察治疗反应。主要指标：①精神状态，如萎靡、烦躁、嗜睡等症状的好转情况（如嗜睡逐渐变为清醒）；②缺水征象，如口渴、皮肤弹性差、眼窝内陷等表现的恢复程度。③生命体征，如血压、脉搏、呼吸的改善情况；④辅助检查，如尿量、尿比重、血液常规检查、血清电解质测定等是否恢复；⑤有无输液反应。

（三）摄取足够的营养

（1）患者因精神差而食欲降低，应注意其摄食情况，并向患者说明食物对疾病恢复的重要性。

（2）鼓励患者肛门排气后逐步进食高热量、高蛋白质、富含维生素和膳食纤维的食物，并注意补充足够的水分，必要时提供肠内外营养。

（四）为患者和家属提供心理支持

由于患者对疾病和手术治疗的恐惧，易产生紧张、焦虑等心理反应，应加强与患者及家属的交流和沟通，提供心理支持，增强其对治疗和护理的信心。

【效果评价】

（1）患者于手术前和术后禁食期间进行液体疗法，脱水症状和体征得到纠正。

（2）患者胃管拔出后经口摄取足够的营养，营养状况得到改善。

（3）患者能自行正常排尿。

（4）无低血容量性休克及脑外伤等潜在并发症的发生。

（5）患者及家属能说出有关疾病的知识。

【健康教育】

（1）向患者宣传对可能导致体液失衡的因素和原发疾病，如呕吐、腹泻、大量出汗等应及早诊治或补充水分，最好用含盐饮料。

（2）多摄取水分，采取高纤维饮食。

（3）建立正常的排便规律，定时如厕。

（李德琴）

案例八　低钾血症患者的护理

一、病例

【病史】

患者余某，女，38 岁，已婚，教师，因四肢肌肉软弱无力、腹胀 2 天于 2009 年 6 月 10 日入院。

患者 2 天前因吃不洁食物后出现腹痛、腹泻、恶心、呕吐、厌食，随后出现四肢肌肉软弱无力、腹胀，门诊以"低钾血症"收治入院。

【体格检查】

患者神志清楚，精神差，焦虑不安，痛苦面容，全身皮肤黏膜无黄染，四肢软弱无力，腹胀，肠鸣音减弱。

【辅助检查】

1. 血清钾　3.3 mmol/L。

2. 心电图检查　T 波低平，ST 段降低，QT 间期延长。

【医学诊断】

低钾血症。

【住院经过】

患者入院后进行血清钾、心电图等各项检查，给予心理护理、低钾血症疾病介绍、钾的作用、钾摄入方面的有关知识。预防感染、静脉补钾、补液等。入院后第三天嘱进食含钾丰富的饮食。患者情绪较稳定，一般情况尚好。于 2009 年 6 月 17 日出院。

二、护理

【护理诊断及合作性问题】

1. 有受伤的危险　与骨骼肌无力有关。

2. 舒适的改变　与肌无力及胃肠道反应有关。

3. 营养失调：低于机体需要量　与胃肠道反应有关。

4. 活动无耐力　与骨骼肌无力有关。

5. 知识缺乏　缺乏低钾血症的有关知识。

【护理目标】

（1）建立完善的活动方式，避免受伤。

（2）患者的舒适程度增加。

（3）患者能摄取足够的营养。

（4）活动耐力增加。

（5）患者了解低钾血症有关的知识。

【护理措施】

（一）去除病因

及时控制呕吐和腹泻，防止钾的继续丢失等。在病情允许时，向患者介绍含钾量高的食物，如奶类、蛋类、豆类、鱼类、肉类、谷类、新鲜蔬菜、水果等，尽早恢复患者正常饮食。

（二）及时补钾

本患者补钾主要是经静脉滴注补充（图 8-1），但是静脉补钾必须注意以下四个原则。

（1）浓度不过高：静脉滴注的液体中，钾盐浓度不可超过 0.3%（图 8-2）。

（2）滴速不过快：静脉滴注速度不要超过 60～80 滴/分。

（3）总量不过多：本患者血钾为 3.3 mmol/L，每日补氯化钾总量为 4～5 g。

（4）见尿补钾：尿量超过 40 mL/h 或 500 mL/d 时，方可补钾。

（5）禁止静脉推注：绝对禁止将 10% 氯化钾溶液直接静脉注射（推注），以免导致心跳骤停（图 8-3）。

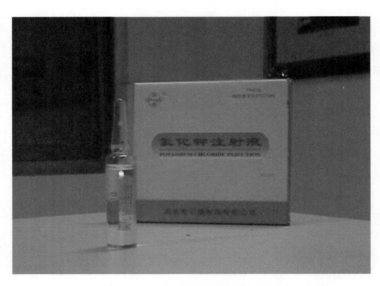

图 8-1　10%氯化钾注射液

（三）建立适当且安全的活动模式

（1）患者因肌无力易发生受伤的危险，护士应与患者及家属共同制订活动的时间、项目及量。根据肌张力改善程度逐步调整活动的内容、时间、形式和幅度，以免导致废用性肌萎缩。

（2）移去环境中的危险物品，减少意外伤害的可能。

（四）预防营养不良及防止便秘

（1）在医疗限制范围内与患者共同拟定一份进食营养表。

（2）应摄入高热量、高蛋白质、富含维生素和纤维素的食物。

（3）若患者过于疲倦或活动无耐力，应协助其进食。

（4）建立正常的排便习惯，定时如厕。

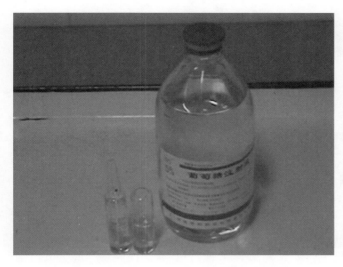
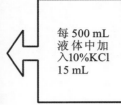

每500 mL液体中加入10%KCl 15 mL

图 8-2 静脉补钾浓度

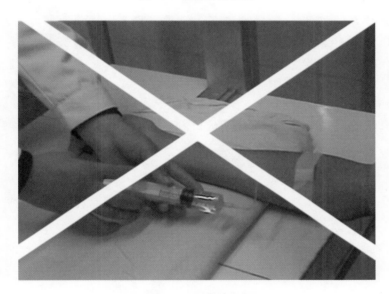

图 8-3 禁止静脉推注

【效果评价】

（1）患者已建立了完善的活动方式，避免了受伤。

（2）患者无腹胀，肠鸣音恢复正常，患者感觉舒适。

（3）患者能摄取足够的营养。

（4）患者肌力恢复，活动耐力已增加。

（5）患者能说出低钾血症的症状、治疗及预防的相关知识。

【健康教育】

（1）为患者介绍钾的作用及钾摄入方面的有关知识，鼓励患者在病情允许的情况下，尽早恢复正常饮食，多进食含钾丰富的食物。

（2）向患者及家属宣传引起低钾血症的因素和原发疾病的有关知识。

（3）讲解低钾血症对人体的危害性。

（李佳敏）

案例九 高钾血症患者的护理

一、病例

【病史】

患者陆某,男,36 岁,已婚,驾驶员,因车祸伤导致手足麻木、腹胀、腹泻、四肢疲乏、软弱无力于 2009 年 5 月 12 日 12 时急诊入院。

患者因车祸导致右大腿及臀部严重挤压伤,立即出现右大腿及臀部肿胀、疼痛,局部手足麻木、腹胀、腹泻、四肢疲乏、软弱无力立即急诊入院,门诊以"高钾血症、右大腿及臀部挤压伤"收治入院。

【体格检查】

患者神志清楚,精神差,焦虑不安,痛苦面容,全身皮肤黏膜无黄染,四肢软弱无力,腹胀,肠鸣音亢进。右大腿见 18 cm×16 cm 大小及臀部 15 cm×10 cm 大小肿胀淤斑。心率 55 次/分。

【辅助检查】

1. **血清钾** 6.0 mmol/L。
2. **心电图检查** 可见 T 波高而尖,QT 间期延长。

【医学诊断】

高钾血症、右大腿及臀部挤压伤。

【住院经过】

患者入院后进行血清钾、心电图等各项检查,给予心理护理、高钾血症疾病介绍、钾的作用、控制钾摄入方面的有关知识。进行预防感染、止血、降低血清钾浓度、补液等措施。患者情绪较稳定,一般情况尚好。于 2009 年 5 月 20 日治愈出院。

二、护理

【护理诊断及合作性问题】

1. **焦虑** 与神经-肌肉应激性增加有关。
2. **腹泻** 与肠蠕动增加有关。
3. **有受伤的危险** 与软弱无力、意识恍惚有关。
4. **活动无耐力** 与肌无力及弛缓性麻痹有关。
5. **知识缺乏** 缺乏对高钾血症病情及防治知识的了解。

【护理目标】

(1) 患者的焦虑减轻,情绪稳定。
(2) 患者胃肠功能恢复正常,腹泻缓解。
(3) 患者可以采取有效的措施预防受伤的发生。
(4) 患者的活动耐力增加。
(5) 患者了解高钾血症相关的知识。

【护理措施】

（一）积极配合医生

处理原发病因,停用一切含钾药物,如青霉素钾盐等;禁输库血;禁食含钾量较多的食物。

（二）降低血清钾浓度

1. 将 K^+ 转入细胞内 常用的方法如下。(1)促进糖原合成:静脉滴注 25％葡萄糖溶液 200 mL＋胰岛素 12.5 U(5 g 葡萄糖加 1 U 胰岛素);(2)促进蛋白质合成:静脉滴注复方氨基酸,肌内注射丙酸睾丸酮或苯丙酸诺龙 10 mg;(3)静脉滴注 5％碳酸氢钠溶液 100～200 mL,促使 K^+ 转入细胞内或由尿排出,同时有助于纠正酸中毒。

2. 促使 K^+ 排泄 呋塞米(速尿)40 mg 静脉推注。

（三）心律失常时的护理

发生心律失常时,立即用 10％葡萄糖酸钙加等量 25％葡萄糖溶液稀释后缓慢静脉注射。但注意钙剂不能与碱性溶液同时输入,以免出现沉淀。

（四）恢复正常的胃肠功能

(1)观察腹泻次数、量及大便的性状,并遵医嘱处理。

(2)避免摄入高纤维饮食,不摄食刺激胃肠蠕动加快的食物。

(3)鼓励患者采用少量多餐的饮食方法。

【效果评价】

(1)患者的疲乏已缓解,舒适感增加。

(2)患者的焦虑已减轻,情绪稳定。

(3)患者胃肠功能已恢复,腹泻缓解。

(4)患者活动时有护理人员或家属陪护,避免了受伤的发生。

(5)患者的肌力恢复正常,活动耐力增加。

(6)患者能说出高钾血症的症状及预防、治疗相关的知识。

【健康教育】

(1)讲解有关导致高钾血症的因素和原发疾病的知识。

(2)重点要向患者和家属介绍高钾血症对心脏的影响,增强对患者的观察与防护。

（李佳敏）

普外科护理技术

案例十　脓肿患者的护理

一、病例

【病史】

患者刘某,女,54岁,已婚,农民,因背部脓肿10天伴流脓于2008年10月27日入院。

患者于10天前无明显诱因出现背部有一包块,红、肿、热、痛。当地医院行对症处理无好转,来我院门诊以背部脓肿收治入院。

【体格检查】

患者神志清楚,表情痛苦,体温38.2℃,血压120/85 mmHg,呼吸21次/分。背部可见3 cm×4 cm的包块,溢脓,红肿。

【辅助检查】

1. 实验室检查　白细胞$9.3×10^9$/L,中性粒细胞84.4%。

2. 脓液培养＋药敏试验　头孢他啶敏感,庆大霉素敏感,哌那西林敏感,阿米沙星敏感,亚胺培南敏感,氨曲南敏感。

【医学诊断】

背部脓肿。

【住院经过】

患者因"背部脓肿"入院。入院后做好心理护理,完善术前各项检查,告知手术方式及术前、术后注意事项。入院后第二日在局麻下行"背部脓肿切开引流术"。术后严密观察病情变化、伤口引流及愈合情况。积极行抗感染对症治疗,加强患者营养补充及心理护理,预防并发症。术后第10天伤口一期愈合,予拆线。患者无术后并发症。于2008年11月9日出院。

二、护理

【护理诊断及合作性问题】

1. 疼痛　因背部化脓性感染所致。

2. 体温过高　因软组织感染等所致。

3. 焦虑　因疼痛所致。

4. 潜在并发症　伤口感染、不能愈合。

【护理目标】

(1) 患者疼痛减轻,焦虑减轻,情绪稳定。

(2) 体温正常。

(3) 伤口愈合良好,无感染发生。

【护理措施】

(一) 手术前护理

(1) 心理护理:关心和尊重患者,加强与患者沟通,遵医嘱给予止痛剂,缓解患者疼痛,尽量使患者感觉舒适。向患者及其家属讲解疼痛相关知识及治疗效果,消除焦虑情绪,使患者积极配合治疗和护理。

(2) 完善术前各种检查:各种重要脏器功能检查,包括心、肺、肝、肾功能及手术区皮肤准备等。

(二) 手术后护理

(1) 密切观察病情变化,体温、血压、脉搏、呼吸等。

(2) 观察伤口有无红、肿、痛,分泌物是否增多,有无渗血、渗液,取创面分泌物做细菌培养和药敏实验,调整抗生素,告知患者用药的重要性、方法及疗程,观察疗效及可能的药物反应。

(3) 遵医嘱适当给予止痛栓。

(4) 指导患者进清淡富含营养易消化饮食,忌辛辣及腥荤食物。

【效果评价】

(1) 疼痛减轻。

(2) 术后第二天体温降至正常,感觉舒适。

(3) 患者情绪稳定,对疾病有一定的了解,积极配合治疗。

(4) 未发生并发症。

【健康教育】

(1) 注意个人卫生,指导患者正确使用皮肤消毒剂。

(2) 患者衣物、枕巾、床单等给予消毒,并注意隔离,预防交叉感染。

(3) 禁食辛辣食物,宜进食清淡、易消化饮食。

(何红燕)

案例十一　破伤风患者的护理

一、病例

【病史】

患者杨某,男,70岁,农民,因外伤后四肢僵硬,张口困难,颈项强直,全身痉挛,伴吐词不清、饮水呛咳三天入院。

患者于 2009 年 3 月左手背划伤,当时未行特殊处理,于 2009 年 6 月 13 日出现痉挛,颈项强直症状,门诊以"破伤风"收治入院。

【体格检查】

患者神志清楚,苦笑面容,体温 37.8 ℃、脉搏 76 次/分、呼吸 19 次/分、血压 142/80 mmHg,四肢、腹肌僵硬,颈项强直,牙关紧闭,头略向后仰,左手背局部溃烂、红肿。

【辅助检查】

血常规:白细胞(WBC)12.4×10⁹/L,血小板(PLT)310×10⁹/L,血肌酐(Cr)61 μmol/L,空腹血糖(GLU)7.98 mmol/L。

【医学诊断】

破伤风。

【住院经过】

患者入院后完善各项检查,住单人房间,病室内遮光,保持安静,各项治疗集中进行,加强生命体征监护,给予持续吸氧、保持呼吸道通畅,伤口彻底清创,行抗毒素、补液、抗感染、镇静解痉等治疗,行留置导尿,加强营养,保护患者,防止受伤,做好消毒隔离等护理,患者全身情况逐渐好转,于 6 月 18 日拔除尿管,治疗 7 天,患者症状基本消失,于 2009 年 6 月 21 日治愈出院。

二、护理

【护理诊断及合作性问题】

1. 有窒息的危险 与呼吸肌痉挛、喉痉挛及呼吸道阻塞有关。

2. 有体液不足的危险 与痉挛性消耗和大量出汗有关。

3. 有受伤的危险 与强烈肌肉痉挛有关。

4. 尿潴留 与膀胱括约肌痉挛有关。

5. 潜在并发症 肺部感染,与抽搐、误吸等因素有关。

6. 营养失调:低于机体需要量 与痉挛性消耗及不能进食有关。

7. 恐惧 与痉挛频繁发生,生命受到威胁有关。

【护理目标】

(1)保持呼吸道通畅。

(2)水、电解质及酸碱维持平衡。

(3)抽搐、肌肉痉挛得到控制,无坠床、骨折、舌咬伤等伤害。

(4)患者能够正常排尿。

(5)无肺部感染等并发症发生。

(6)能经口进食,进食量满足机体需要量。

(7)患者心理状态稳定,配合治疗。

【护理措施】

(一)一般护理

1. 环境要求 患者应置于隔离室,室内遮光安静,保持适宜的温度(20℃)及湿度(60%),备齐急救药品及物品,尤其要备好气管插管用具及气管切开包,以便及时处理呼吸困难、窒息等严重并发症。

2. 减少外界刺激 室内人员各种动作如走路、说话、医疗操作等要小心、低声、轻巧、稳妥,避免噪声产生。治疗、护理等操作应安排有序,尽量集中在使用镇静剂控制痉挛后 30 min 以内完成,并要减少或暂停探视,最大限度地减少外界刺激导致的痉挛发生。

3. 保持输液通路畅通 患者痉挛抽搐时易使静脉通路堵塞、脱落或针头刺穿血管而影响治疗,故每次痉挛发生时应注意保护静脉通路,发作后应检查静脉通路是否畅通,以确保治疗不受影响。

4. 严格隔离消毒 破伤风具有传染性,为防止医院内交叉感染,应严格执行隔离消毒及无菌技术。医护人员应穿隔离衣,患者的用品和排泄物均应消毒,所用器械、敷料均需专用,器械使用完毕需用1‰过氧乙酸或2‰戊二醛溶液浸泡10 min,然后用清水冲洗并高压蒸汽灭菌,更换下的伤口敷料应彻底焚烧。

5. 尿潴留 发生尿潴留时留置导尿管导尿。

(二)呼吸道管理

(1)保持呼吸道通畅:及时清除呼吸道分泌物,维持良好通气,如果痉挛频繁发作,药物难以控制,应尽早行气管切开,必要时行人工辅助呼吸。若病情紧急,可在气管切开前先行环甲膜粗针头穿刺,通气并吸氧,避免窒息发生。

(2)预防呼吸道感染:在痉挛发作停止的间期内应轻轻协助患者翻身、扣背,以利于排痰,若痰液浓稠,可雾化吸入化痰药物使其变稀便于咳出或吸出,雾化剂内可加入适量抗生素,可减少呼吸道感染发生。

(3)患者进食时注意避免呛咳、误吸,意识不清或抽搐频繁发作者勿经口进食。

(三)加强营养

给予高热量、高蛋白质、高维生素的流质或半流质食物。每次进食宜少量,以免引起呛咳或误吸,不能进食者可鼻饲或静脉全胃肠外营养,及时补充水和电解质,保证人体正常需要。

(四)保护患者,防止受伤

患者应使用带护栏的病床,必要时可用约束带固定患者,防止痉挛发作时患者坠床和自我伤害。关节部位放置软垫保护关节,防止肌腱断裂和骨折。应用合适牙垫,避免痉挛时发生舌咬伤。

(五)严密观察病情变化

(1)密切观察生命体征:每4 h测量体温、脉搏、呼吸、血压各一次,记录24 h液体出入量,若有异常及时处理。

(2)患者抽搐发作时要及时观察抽搐的次数、强度、持续及间隔的时间等,尤其要注意观察痉挛发作的前兆,以便及时用药,制止痉挛发作。

(3)认真观察记录每次应用解痉药物的种类、剂量、时间以及用药前后的病情变化,以便及时地更换药物种类,调整用药剂量或时间,更有效地制止痉挛发作。

【效果评价】

(1)及时清除呼吸道分泌物,未做气管插管及气管切开,患者呼吸道通畅,无呼吸困难的表现。

(2)肌肉痉挛得到缓解。

(3)患者的生命体征稳定,无缺水、酸碱失衡的现象。

(4)患者未发生舌咬伤、坠床或骨折等伤害。

(5)患者未发生窒息、肺部感染等并发症。

(6)患者的营养摄入能满足机体需要。

(7)患者的焦虑、恐惧情绪减轻,心理状态稳定,能配合治疗护理。

【健康教育】

(1)加强自我保护意识,避免意外伤害。

(2)受伤后正确处理伤口,尤其不可忽视小伤口,如木刺或铁钉刺伤,伤后均需及时就诊和注射破伤风抗毒素。

(陈嘉莉)

案例十二 烧伤患者的护理

一、病例

【病史】

患者黄某,男,48 岁,65 kg,已婚,农民,因全身多处酒精火焰烧伤 1 h,于 2009 年 6 月 15 日入院。

患者于 2009 年 6 月 15 日下午 2 时许不慎被酒精火焰烧伤头面颈、躯干、会阴及四肢,伤后患者感创面剧烈疼痛,并见有水疱出现,部分表皮剥脱,未做任何处理立即被家人送往医院,以"大面积烧伤"收住院。

【体格检查】

患者神志清楚,精神较差,痛苦面容,检查合作。体温 36.5℃、脉搏 108 次/分、呼吸 26 次/分、血压 14/10 kPa(105/70 mmHg)。专科检查:创面位于头面颈、躯干、四肢及会阴,面积约 55%,可见散在大小不等的水疱,部分表皮剥脱,基底红白相间,散在有苍白色,触痛迟缓,创面肿胀明显,渗液较多。

【辅助检查】

1. **胸片** 两肺未见明显活动性病灶,余无特殊。
2. **心电图** 窦性心动过速。
3. **血常规** 白细胞 $15.0×10^9$/L,红细胞 $4.86×10^{12}$/L,血红蛋白 116 g/L,红细胞压积 52.20%。

【医学诊断】

大面积烧伤(55%、Ⅱ度)。

【住院经过】

患者入院后立即建立静脉通道,行补液治疗,同时给予抗感染、吸氧、纠正酸中毒、纠正水和电解质紊乱、保护各脏器功能等治疗。并在病床边备气管切开包,预防因患者烧伤时热力吸入和创面肿胀等因素引起的喉头痉挛、水肿甚至窒息而进行紧急气管切开。创面清创后头、面、颈部和会阴部采用湿润烧伤膏暴露治疗,每天清创一次。躯干和四肢外用磺胺嘧啶银乳膏外涂棉垫包扎治疗,每 3 天换药一次。完善各类相关检查,并严密观察病情变化。做好心理护理,稳定患者情绪,向患者介绍治疗方案、注意事项、配合要点,说明疗效和预后,减轻患者的心理压力。经 28 天的全身治疗和创面处理,患者创面愈合。治疗过程中注意加强患者营养补充、清创换药护理、导尿管护理、生活护理、并发症预防和观察、康复后瘢痕预防及功能锻炼等一系列护理措施,患者恢复良好,2009 年 7 月 13 日出院,继续进行瘢痕预防和功能锻炼治疗并随访。

二、护理

【护理诊断及合作性问题】

1. **疼痛** 与组织损伤、感染、换药刺激、体位改变等有关。
2. **有窒息的危险** 与吸入性损伤、颈部烧伤后严重肿胀有关。
3. **自我形象紊乱** 与烧伤容颜毁损、伤残和肢体功能障碍有关。
4. **组织完整性受损** 与烧伤后皮肤损伤、组织残缺有关。
5. **组织灌注改变** 与体液丢失、循环血量不足有关。
6. **营养失调:低于机体需要量** 与烧伤后大量营养物质消耗有关。
7. **潜在并发症** 低血容量性休克、感染、肢体畸形及功能障碍等。

【护理目标】

（1）患者疼痛减轻，情绪稳定。

（2）保持呼吸道通畅，维持呼吸功能正常。

（3）患者自我认同，能逐渐适应现状。

（4）烧伤创面得到及时、有效处理。

（5）体液得到及时补充，有效改善血容量。

（6）体重增加，营养改善。

（7）无并发症发生。

【护理措施】

（一）休克期护理

遵医嘱及时补充血容量。伤后立即建立静脉输液通道，快速补液。

1. 液体种类与安排　本例患者男性，48 岁，体重 65 kg，烧伤总面积 55%，伤后第 1 个 24 h 补液量 (mL)55×65×1.5 mL ＋2000 mL≈7300 mL。其中胶体溶液 55×65×0.75 mL≈2680 mL，选用血浆和低分子右旋糖酐，电解质溶液 55×65×0.75 mL≈2680 mL，电解质溶液选平衡盐溶液，5% 葡萄糖溶液为 2000 mL，输液速度先快后慢。第 2 个 24 h 胶体和电解质溶液各减半，5% 葡萄糖溶液仍为 2000 mL。输液顺序为先晶后胶，先盐后糖。

2. 调节输液量和速度的指标　①尿量：反映组织器官灌注状况的简便有效的指标，烧伤患者应留置导尿管，观察尿量，一般要求成人尿量在 30 mL/h 以上，若低于此水平，表示补液量不足，应加快输液。同时应注意有无血红蛋白尿。②其他指标：如血压、脉搏、末梢循环、精神状态、中心静脉压等，应基本维持正常。以下情况提示血容量已基本补足：收缩压 90 mmHg 以上；成人心率 120 次/分以下；患者安静；四肢温暖，中心静脉压正常。

（二）创面护理

1. 初期创面清创护理　患者入院时，应在良好的止痛和无菌条件下协助医师尽早进行烧伤清创术。①先剃除或剪除创面及周围毛发，修剪指（趾）甲，用肥皂水和清水清洗创面周围正常皮肤。②对浅Ⅱ度小水疱不予处理，大水疱在底部剪破引流；水疱已破、撕脱者去除疱皮。清创术后常规注射 TAT，并及早使用抗生素预防感染。

2. 包扎疗法护理　包扎疗法便于护理和移动患者，有利于保护创面；但不利于创面观察，换药时患者较痛苦，不适用于头、面、颈、会阴等处创面。本例患者四肢创面较多，清创后采用磺胺嘧啶银乳膏外涂棉垫包扎，一般 3 天换一次药，保持外敷料干燥，若敷料有渗湿应及时更换敷料（图 12-1）。

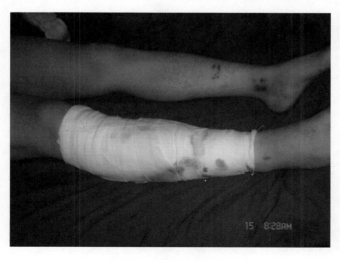

图 12-1　烧伤包扎疗法

包扎后护理：①观察肢端感觉、运动和血运情况，若发现指（趾）末端皮肤发凉、青紫、麻木等情况，应立即放松绷带；②抬高患肢；③注意保持肢体在功能位固定；④保持创面敷料清洁干燥，如被浸湿，及时更换；⑤注意创面是否有感染，若发现敷料浸湿、有臭味，创面疼痛加剧，伴高热、血白细胞计数增高，均表明有感染，应报告医生及时处理。

3. 暴露疗法护理 暴露疗法护理指患者经清创处理后，不遮盖任何物品，使创面完全暴露在清洁、干燥和温暖的空气中。其优点是便于观察创面变化，创面处理和外用药物，节约敷料，避免换药带来的痛苦。本例患者的头、面、颈、躯干及会阴均采用的湿润暴露疗法。湿润暴露疗法是在创面上外用油膏剂药物，使创面在生理湿润环境下获得修复（图 12-2）。暴露疗法的病房应具备以下条件：①室内清洁，有必要的消毒与隔离条件；②恒定的温、湿度，室温保持在 28～32 ℃，相对湿度以 50％为宜；③便于抢救和治疗。

暴露疗法护理：①保持床单清洁、干燥；②保持创面湿润；③保护创面，为避免创面长时间受压，应经常翻身，避免再损伤。

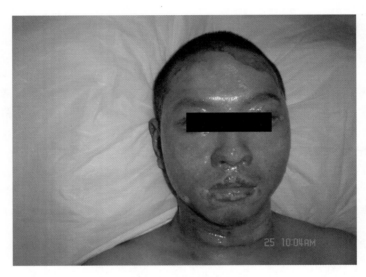

图 12-2　烧伤暴露疗法

（三）移动翻身护理

正确运用移动翻身护理技术是烧伤患者创面护理的重要环节之一，必须做到既充分暴露创面、保护创面，又照顾到患者的舒适。本例患者采用翻身床翻身法，使用翻身床翻身时必须严格按照操作方法和步骤执行，并密切观察患者病情变化（图 12-3 至图 12-5）。

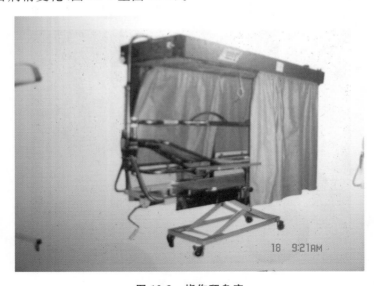

图 12-3　烧伤翻身床

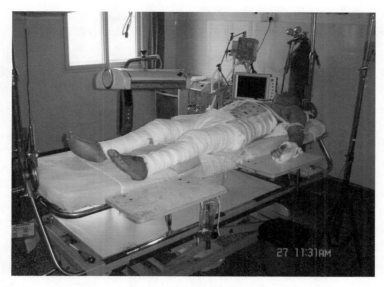

图 12-4　烧伤翻身床的使用（平卧位）

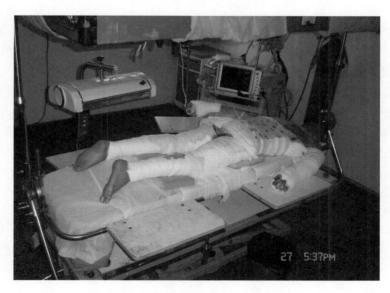

图 12-5　烧伤翻身床的使用（俯卧位）

注意事项：①严格遵照医嘱，给患者使用翻身床。②首次使用翻身床前，必须向患者及家属解释使用翻身床的目的、必要性、重要性以及潜在的危险性，请患者直系亲属签署同意书。③上翻身床前，应对患者进行全面评估，包括患者的心肺功能、呼吸道是否通畅、全身或头、面部的水肿情况等。烧伤急性体液渗出期，处于休克状态，不宜睡翻身床，48 h 后，病情允许方可使用翻身床。翻身床使用前必须检查所有部件，确保其灵活、牢固和安全。④第一次翻身前要向患者介绍可能出现的不适感，并备好急救药品。首次俯卧时间不宜过长。⑤骨突处如骶尾、足跟、枕部、髂前上棘等应垫棉垫或海绵垫，以防压疮。⑥有气管切开者，翻身前应检查呼吸道是否通畅，并清理呼吸道分泌物，充分吸痰。⑦翻身前放置好输液、输氧装置及引流管、尿管等。翻身后应检查并调整各管道，以保持通畅。同时检查翻身床各部件是否到位，如安全弹簧是否插稳，撑脚是否固定等。

（四）防治感染的护理

（1）做好消毒隔离工作：工作人员出入病房要穿隔离衣，戴好帽子、口罩，更换鞋；接触患者前后要洗手；出院患者做好终末消毒工作。

（2）严密观察病情变化，以便早期发现和处理烧伤创面感染灶和脓毒血症。做好口腔及会阴部护理，防止创面污染。发现问题及时报告医生并协助处理。

（3）严格无菌操作，加强各种治疗性导管的护理。

（4）定期做室内环境、创面、血液及各种排泄物、分泌物的细菌培养和药敏试验。合理选用广谱、高效抗生素及抗真菌药物。

（5）加强营养，纠正水、电解质紊乱：给予高热量、高蛋白质、多维生素饮食，提高免疫力。可少量多次输入新鲜血液。

（五）心理护理

做好心理护理，稳定患者情绪，向患者介绍治疗方案、注意事项、配合要点，说明疗效和预后，减轻患者的心理压力。

（六）疼痛护理

疼痛是由于心理压力和烧伤创面感觉神经末梢的暴露和反复受到刺激造成的。医护过程中任何一项主动或被动性操作，多会诱发疼痛。首先要判断患者所表现的疼痛反应是否与恐惧、不适、焦虑或缺氧有关。除予以必要的约束、专人看护外，最有效的方法：①接受伤员非理智性表达，不加评论；②以诚挚的同情心与患者沟通；③鼓励患者说出内心的痛苦和想法；④让患者精神放松、引导和转移其注意力；⑤实事求是地了解医护过程中会引发的疼痛和不适，尽可能取得相应的配合；⑥适当进行理疗或体疗，起到部分止痛的作用；⑦麻醉止痛剂，如吗啡、杜冷丁等有抑制呼吸和成瘾的危险，应慎用。

（七）创面愈合后护理

烧伤创面经过炎性反应期、创面愈合期和上皮修复期后，创面完全上皮化愈合，但各种烧伤后遗症不可避免。因此，创面愈合后的治疗和护理十分重要。

1. 加强愈合创面皮肤的护理　刚愈合的创面皮肤结构菲薄，极易破损，要尽量避免摩擦，深Ⅱ度以上创面愈合后有疼痛瘙痒的感觉，应避免搔抓。烧伤创面愈合后，被毁损的皮脂腺和汗腺导管口因愈合被封闭，其分泌物不能排除，易感染形成脓疱，因此，应经常清洗已愈合的创面，保持皮肤清洁卫生。

2. 新生皮肤和血管弹性锻炼　新生皮肤和血管壁的弹性较弱，当患者突然起床时，因重力原因，血液淤积肢体远端，回流不畅，会导致新生皮肤出现血疱、水疱。因此，患者创面愈合后需要下床进行功能锻炼时应循序渐进，不能突然长时间剧烈活动，待新生皮肤有耐受能力后再逐渐强化锻炼。

3. 瘢痕预防护理　深Ⅱ度以上烧伤创面愈合后都易遗留瘢痕，预防不及时，会导致瘢痕增生、容貌改变、功能障碍甚至残疾。因此，创面愈合后，应及时指导患者外用祛瘢痕药物，并配合弹力绷带弹压治疗。

【效果评价】

（1）患者因严重烧伤引起的大量体液渗出和低血容量休克得到改善，平稳度过休克期并顺利进入烧伤修复期的治疗。

（2）治疗过程中，患者创面疼痛得到有效控制，痛苦和焦虑程度明显减轻，表现为情绪稳定，心率减慢，饮食恢复，睡眠改善。

（3）皮肤再生，创面修复，表现为患者可自主活动，生活自理。

（4）患者理解烧伤后瘢痕增生的危害，积极主动配合瘢痕预防、治疗和功能锻炼。

（5）患者恢复自信，接受现实，回归社会。

【健康教育】

患者烧伤后在治疗过程中经历了难以忍受的痛苦，留下十分深刻的记忆。但在创面愈合后，新生皮肤还存在一系列的问题，如疼痛、搔痒、血疱、水疱、感染和瘢痕增生等，伤后数月到两年内仍要接受门诊治疗和护理。

1. 愈合创面的清洁卫生　每日用温水清洗愈合创面，发现血疱或水疱及时用无菌注射器戳破引流，并消毒换药。愈合创面若剧烈瘙痒或疼痛时，可用手掌轻拍或隔着衣物抚摩，切忌搔抓，避免新生皮肤破损而感染。

2. 瘢痕增生的预防　创面愈合上皮化生后立即使用祛瘢痕药物，早晚清洗新生皮肤后各用一次，坚持用药 9～12 个月。对颈、腋、肘、腘窝和手部等功能部位还可佩戴支具以减轻和避免功能障碍的发生。

3. 患者需要整容　手术时间应定在烧伤愈合 1 年以后。

4. 烧伤后功能锻炼　烧伤愈合后尽早行功能锻炼,先被动锻炼,再主动锻炼;功能锻炼应循序渐进,有张有弛,切忌急功近利或懒散怕苦。

(叶红梅)

案例十三　甲亢患者的护理

一、病例

【病史】

患者刘某,女,27 岁,已婚,司机,因颈前肿块 4 年于 2007 年 11 月 19 日平诊入院。

患者 4 年前无意中发觉颈部增粗,今年 2 月自觉病情加重:肿块明显增大伴乏力、突眼、性情急躁、容易激动、失眠、两手颤动、怕热多汗,曾口服他巴唑、心得安及复方碘溶液至 16 滴/次,为进一步诊治收治入院。

【体格检查】

患者神志清楚,体温 36.5℃,脉搏 100 次/分,呼吸 25 次/分,血压 130/70 mmHg,体重 45 kg。双眼炯炯有神、性情急躁、容易激动、失眠、两手颤动、怕热多汗、食欲亢进、体重锐减;突眼征 Ⅱ 度、甲状腺 Ⅲ 度弥漫性增大。

【辅助检查】

1. 基础代谢率测定(BMR)　49％。

2. 血清 T_3、T_4 含量测定　$FT_3 > 70$ nmol/L,$FT_4 > 90$ nmol/L。

【医学诊断】

原发性甲亢。

【住院经过】

患者入院后完善术前各项检查,做好心理护理、介绍手术方式及效果、患者手术前后的注意事项及配合要点等,患者情绪稳定,一般情况好。于 2007 年 11 月 23 日在全麻插管下行甲状腺大部切除术。术后严密观察患者病情变化,尤其是生命体征的变化和伤口引流及愈合状况;给予持续吸氧、高半卧位和预防性应用抗生素;加强患者心理护理、伤口及引流管护理、导尿管护理、并发症预防和观察、术后康复指导等一系列治疗和护理措施;患者术后恢复良好,生命体征稳定,于术后第 1 天上午恢复饮食,当晚停止吸氧;术后第 2 天上午拔除导尿管后自行解尿;术后第 3 天拔除伤口引流管;术后第 10 天伤口拆线,愈合良好,患者无术后并发症。

二、护理

【护理诊断及合作性问题】

1. 营养失调:低于机体需要量　与基础代谢率显著增高有关。

2. 自我形象紊乱　与突眼、甲状腺肿大有关。

3. 清理呼吸道无效 与咽喉部及气管受刺激分泌物增多以及切口疼痛有关。

4. 潜在并发症 呼吸困难及窒息、喉返神经和喉上神经损伤、手足抽搐、甲状腺危象等。

5. 知识缺乏 缺乏术前用药及术后康复的相关知识。

【护理目标】

（1）患者营养状况改善,体重增加。

（2）患者充满自信,恢复以往的生活、工作。

（3）患者能有效地清除呼吸道分泌物,保持呼吸道通畅。

（4）无并发症发生或并发症被及早发现和处理。

（5）患者掌握术前用药及术后康复的相关知识。

【护理措施】

（一）术前护理

1. 一般护理

（1）心理支持:多与患者交谈,消除患者的顾虑及恐惧心理,避免情绪激动。

（2）饮食护理:甲亢患者物质代谢及能量代谢增强,故饮食给予高热量、高蛋白质及高维生素饮食,保证足够的液体摄入。禁止摄入对中枢神经有兴奋作用的浓茶、咖啡等刺激性饮料。

（3）体位训练:术前教会患者头低肩高位,可用软枕每日练习数次,使机体适应术中颈过伸的体位。

（4）有效咳嗽:有助于术后保持呼吸道通畅。

（5）眼睛护理:因患者有突眼征,卧位时头部垫高,以减轻眼部肿胀。可戴墨镜或以油纱布遮盖,以避免角膜过度暴露受损,发生溃疡。

2. 药物准备 术前降低基础代谢率及减少术后并发症的重要环节。因该患者已遵医嘱于门诊口服碘剂,现继续服用复方卢戈氏碘溶液,每次 16 滴维持此剂量。同时口服心得安 10 mg,一日 3 次。口服药一定要看服到口,碘剂可滴在馒头上或饼干上。此外,术前不用阿托品,以免引起心动过速。

3. 皮肤准备 自唇至乳头水平线,两侧至斜方肌前缘（图 13-1）。

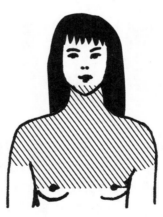

图 13-1 甲亢手术区皮肤准备

4. 备拆线包和气管切开包 患者接入手术室后,应于床头常规备用拆线包和气管切开包。

（二）术后护理

1. 体位及引流 患者回病室后取平卧位。待血压平稳或全麻清醒后取高半卧位,可减少切口出血,有利于呼吸和引流。切口处常规放置引流管引流 24～48 h,以便观察切口内出血情况和及时引流切口内的积血,预防术后气管受压（图 13-2）。

2. 病情观察 监测呼吸、体温、脉搏、血压的变化。观察伤口渗血情况,注意引流液的量、颜色,及时更换浸湿的敷料,48 h 内避免过多说话及颈部剧烈活动,防止出血（图 13-3）。

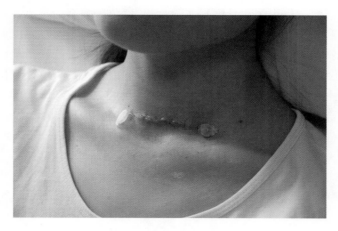

图 13-2 甲亢手术后切口

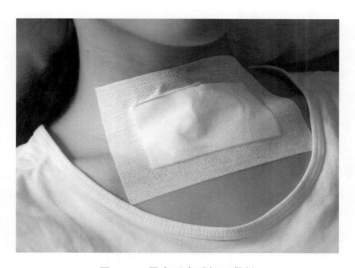

图 13-3 甲亢手术后切口敷料

3. 饮食护理 术后清醒患者,即可给予少量温水或凉水,若无呛咳、误咽等不适,可逐步给予微温流质饮食。因过热可使手术部位血管扩张,加重创口渗血。以后逐步过渡到半流质饮食和软食。患者吞咽时出现疼痛不敢进食,应鼓励少量多餐,增加营养,促进切口愈合。

4. 术后药物的应用 患者术后遵医嘱继续服用复方卢戈氏溶液,每次 16 滴开始,逐日每次减少 1 滴至 3 滴维持,同时口服心得安 10 mg,每天 3 次,维持 7 天。

5. 术后并发症的观察与预防

(1) 呼吸困难和窒息:严密观察患者有无进行性呼吸困难、烦躁、发绀,甚至窒息;观察患者有无颈部肿胀,切口渗出鲜血等。对于血肿压迫者立即配合医师剪开缝线,敞开伤口,迅速除去血肿,如呼吸仍无改善则协助行气管切开、吸氧;待患者情况好转,再护送患者至手术室做进一步止血处理;痰液阻塞者立即吸痰;气管塌陷、双侧喉返神经损伤可行气管切开;喉头水肿者应用大剂量激素:地塞米松 30 mg 静脉滴入,呼吸困难无好转时配合医师行环甲膜穿刺或气管切开。

(2) 喉返神经损伤:观察患者有无声嘶哑或失音,经理疗等处理后,一般可在 3~6 个月内逐渐恢复。如果出现严重的呼吸困难甚至窒息,需立即配合做气管切开。

(3) 喉上神经损伤:观察患者有无音调降低、饮水呛咳、进食误咽等表现,一般经理疗后可自行恢复。

(4) 手足抽搐:观察患者在术后 1~3 天是否出现手足抽搐。多数患者只有面部、唇部或手足部的针刺样麻木感或强直感,经 2~3 周后,未受损伤的甲状旁腺代偿增大,症状便可消失。严重者可出现面部和手足伴有疼痛感觉的持续性痉挛,每天发作多次,每次持续 10~20 min 或更长,严重者可发生喉和膈肌痉挛,引起窒息死亡。抽搐发作时,立即遵医嘱静脉注射 10%葡萄糖酸钙或氯化钙 10~20 mL。症状较轻者口服葡萄糖酸钙或乳酸钙 2~4 g,每日 3 次。最有效的治疗是口服双氢速甾醇(DT$_{10}$)油剂,有提高血钙含量、降低神经肌肉应激性的作用。饮食限制高磷食物,以免影响钙的吸收。

（5）甲状腺危象:临床表现为术后 12～36 h 内高热(高于 39℃)、脉搏细数(大于 120 次/分)、烦躁、谵妄、大汗、呕吐、腹泻等,是甲状腺激素过量释放引起的暴发性肾上腺素能兴奋现象,若处理不及时,可迅速发展至昏迷、休克,甚至死亡,甲亢患者术后一旦发生危象,立即遵医嘱采取以下措施。①肾上腺素能阻滞剂:利血平 1～2 mg 肌注或口服胍乙啶 10～20 mg。还可用普萘洛尔 5 mg 加入 5%～10% 葡萄糖溶液 100 mL 静脉滴注,以降低周围组织对肾上腺素的反应。②碘剂:口服复方碘化钾溶液 3～5 mL,病情危急时用 10% 碘化钠 5～10 mL 加入 10% 葡萄糖溶液 500 mL 中静脉滴注,以降低血液中甲状腺素水平。③氢化可的松:每日 200～400 mg,分次静脉滴注,以拮抗过多甲状腺素的反应。④镇静剂:常用苯巴比妥钠 100 mg 或冬眠合剂 Ⅱ 号半量,肌内注射,6～8 h 一次。⑤降温:用退热药、冬眠药物及物理降温等综合措施,保持患者体温在 37 ℃ 左右。⑥吸氧,以减轻组织的缺氧。⑦静脉输入大量葡萄糖溶液补充能量。

【效果评价】

（1）患者营养状况改善,体重增加明显,出院体重 47 kg。

（2）患者能面对现实,接受形象改变。

（3）患者术后能有效咳出痰液,保持呼吸道通畅。

（4）术后无并发症发生。

（5）患者掌握了术前用药及术后康复的相关知识。

【健康教育】

（1）指导患者控制情绪,保持心情舒畅。

（2）拆线后教会患者练习颈部活动,促进功能恢复。指导声音嘶哑者进行发音训练。

（3）用药指导:向患者说明甲亢术后继续服药的重要性。教会患者正确服用碘剂的方法,如将碘剂滴在饼干、面包等固体食物上,一起服下,以确保剂量准确。

（4）定期复查:嘱出院患者定期到门诊复查,出现心悸、手足震颤、抽搐等情况应及时就诊。

（王玉珍）

案例十四　急性乳腺炎患者的护理

一、病例

【病史】

患者薛某,女,25 岁,已婚,公务员,因右侧乳房红、肿、热、痛一周于 2009 年 2 月 28 日入院。

患者于三周前行子宫下段剖宫产术,产下一女活婴,母乳喂养。近一周出现右乳疼痛、肿胀,皮肤发红,发热,门诊以急性乳腺炎收治入院。

【体格检查】

患者神志清楚,急性痛苦面容,营养良好,微胖体型,体温 38.8 ℃,脉搏 90 次/分,呼吸 20 次/分,血压 96/68 mmHg。全身皮肤黏膜无黄染,右侧乳房皮肤发红、肿胀,触痛明显,有波动感,左乳形态正常,双乳头分泌乳汁,腹部无压痛、反跳痛,下腹正中见手术瘢痕。

【辅助检查】

1. 血常规　可见白细胞计数 $13 \times 10^9/L$,中性粒细胞比例 87.6%。

2. 脓肿穿刺及脓液细菌培养 右乳脓肿行穿刺抽出脓液,表示脓肿已形成;脓液行细菌培养及药敏试验。

【医学诊断】

急性乳腺炎。

【住院经过】

患者入院后完善术前各项检查,做好心理护理、手术方式及效果介绍,并向患者介绍手术前后的注意事项及配合要点等,患者情绪较稳定,一般情况尚好。于 2009 年 2 月 28 日在局部麻醉下行右乳脓肿切开引流术,术后严密观察患者病情变化,尤其是生命体征的变化和伤口引流状况;给予半卧位、应用抗生素;加强患者营养补充、心理护理、伤口护理、生活护理、并发症预防和观察、术后康复指导等一系列治疗和护理措施;患者术后恢复良好,生命体征稳定,于术后当天恢复饮食,暂停哺乳,少食汤类,勿食促进乳汁分泌食物;伤口行换药处理,术后第 3 天右乳红肿减轻,脓液减少,脓液培养未检出细菌;术后第 12 天右乳红肿消退,无疼痛,患者无术后并发症。患者于 2009 年 3 月 12 日出院,继续门诊换药至痊愈,不适随访。

二、护理

【护理诊断及合作性问题】

1. 疼痛 与乳腺炎症、肿胀、乳汁淤积有关。

2. 体温过高 与局部感染的毒素吸收有关。

3. 焦虑 与担心婴儿喂养及乳房形态改变有关。

4. 知识缺乏 缺乏哺乳卫生和预防乳腺炎的知识。

5. 皮肤完整性受损 与手术切开引流有关。

【护理目标】

(1)疼痛减轻或消失。

(2)体温正常。

(3)稳定情绪,加强产妇生活护理。

(4)了解哺乳期卫生及乳腺炎的预防知识。

(5)伤口愈合良好,无感染发生。

【护理措施】

1. 病情观察 监测生命体征,并定时查血常规,了解白细胞计数及分类变化。

2. 积乳处理 暂停哺乳,定时使用吸乳器吸净积乳,或用手、梳子背沿乳管方向加压按摩,促使乳汁通畅排出,局部热敷以利炎症消散。

3. 促进局部血液循环 用宽松的胸罩托起两侧乳房;同时局部应用热敷及理疗可减轻疼痛,促进血液循环,有利于早期炎症消散。水肿明显者可用 50%硫酸镁溶液湿热敷。

4. 切口引流护理 术后保持引流通畅,注意观察引流液量和性质,并及时更换敷料,遵医嘱早期足量应用抗生素。

5. 疼痛护理 为减少对患侧乳房触碰而加重疼痛,注意提供患者舒适的卧位,协助患者翻身及日常生活料理。疼痛严重时适当给予止痛药物。

6. 产妇生活护理 鼓励患者进食高热量、高蛋白质、高维生素、低脂肪饮食。保持室内清洁,注意空气流通,关注个人卫生,让患者充分休息。了解患者阴道分泌物的情况,是否存在产褥热。

7. 心理护理 鼓励患者克服疼痛、生活不便、睡眠不利等因素,尽可能满足患者生活上的要求。让患者及家属明了:炎症消退后,乳房的形态和功能均不会受到明显影响。如果再次怀孕,产前做好预防工作,可以避免乳腺炎的再次发生,并能够进行母乳喂养。

【效果评价】

(1) 右侧乳房脓肿已切开引流,肿胀消退,疼痛减轻。

(2) 体温恢复正常。

(3) 向患者讲解手术不会影响喂养和乳房外形,患者情绪稳定,焦虑消除。

(4) 患者能说出哺乳期卫生知识和预防急性乳腺炎的方法。

(5) 手术切口愈合良好。

【健康教育】

做好患者的乳房保健知识宣教工作,是预防急性乳腺炎的有效措施。

1. 预防乳头破损 初产妇乳头皮肤娇嫩,婴儿吸吮容易破裂,一旦细菌侵入就会引起感染。产后每次哺乳前后均需清洁乳头,以保持局部清洁与干燥,预防乳头破损。

2. 防止乳汁淤积 每次哺乳尽量让婴儿吸净,如有淤积,及时用吸乳器或按摩帮助乳汁排出。

3. 防止细菌侵入 养成良好的产褥期卫生习惯,勤换内衣,定期沐浴。哺乳前后应清洗乳头,并注意婴儿口腔卫生,不让婴儿含着乳头睡觉。如有乳头破损,应暂停哺乳,定时排空乳汁,局部涂抗生素软膏,待伤口愈合后才能哺乳。

4. 预防婴儿口腔炎症 预防或及时治疗婴儿口腔炎症。

(郭　萍)

案例十五　乳腺癌患者的护理

一、病例

【病史】

患者邱某,女,49岁,已婚,公务员,因左乳肿块4个月于2007年3月22日入院。

患者4个月前洗澡时无意中发现左乳外上象限有一黄豆大小肿块,无痛,质硬,活动度可,未进行任何诊治;近1个月来,患者自觉肿块明显增大,为蚕豆大小,无痛,质硬,门诊B超检查显示:左乳实质性占位病变,考虑恶性肿瘤可能性大。为进一步诊治收治入院。

患者母亲于15年前曾因左乳乳腺癌接受手术和化学治疗。

【体格检查】

患者神志清楚,焦虑不安,营养良好,微胖体型,全身皮肤黏膜无黄染,左乳外上象限可见一局限性皮肤凹陷。该处扪及一约2.5 cm×2 cm大小的肿块,无触痛,质硬,表面不光滑,外形不规则,边界欠清,活动度欠佳;左乳无特殊;双侧腋窝及锁骨上淋巴结未触及。

【辅助检查】

1. 胸片 两肺未见明显活动性病灶,余无特殊。

2. B超检查 左乳外上象限见25 mm×18 mm低回声光团,形态不规则,侧方见声影,左乳实质性占位,考虑恶性肿瘤。肝脏未见占位性病变。

3. 左乳肿块针吸细胞学检查 见可疑恶性细胞。

【住院经过】

患者入院后完善了术前各项检查,向患者讲解心理护理、手术方式及效果介绍,并向患者介绍手术前后的注意事项及配合要点等,患者情绪较稳定,一般情况尚好。于2007年3月28日在硬膜外麻醉下行左乳肿块完整切除,术中病理报告为"左乳腺浸润癌";随即在全麻下行左乳腺癌改良根治术。术后严密观察患者病情变化,尤其是生命体征的变化和伤口引流及愈合状况;给予持续吸氧、半卧位和静脉吗啡止痛、预防性应用抗生素;加强患者营养补充、心理护理、伤口及引流管护理、导尿管护理、生活护理、并发症预防和观察、术后康复指导等一系列治疗和护理措施;患者术后恢复良好,生命体征稳定,于术后第1天上午恢复饮食,当晚停止吸氧;术后第2天上午拔除导尿管后自行排尿;术后第8、10、11天分别拔除3根伤口引流管;术后第11天伤口拆线,愈合良好,患者无术后并发症。术后病理报告:(左乳)导管浸润癌,乳头、残腔及基地未见癌累及,腋下淋巴结7枚,其中2枚见有癌转移。患者于术后第14天起实施CMF化学治疗,2007年4月18日出院,继续门诊治疗与随访。

二、护理

【护理诊断及合作性问题】

1. **焦虑** 与担心手术造成身体外观改变和预后有关。
2. **皮肤完整性受损** 与手术和放射治疗有关。
3. **身体活动障碍** 与手术影响手臂和肩关节的活动有关。
4. **自我形象紊乱** 与乳房切除及化疗致脱发有关。
5. **知识缺乏** 缺乏乳腺癌自我检查、预防知识。
6. **潜在并发症** 皮下积液、皮瓣坏死和上肢水肿。

【护理目标】

(1)患者焦虑减轻,情绪稳定。
(2)伤口愈合良好,无感染发生。
(3)掌握术后上肢康复训练方法。
(4)能适应乳房切除后的身体改变。
(5)掌握乳房自查技能,减少疾病复发的危险因素。
(6)护士及时发现、处理并发症。

【护理措施】

(一)手术前护理

(1)心理护理:护士要关心和尊重患者,热情向患者介绍负责的医师和护士、病房的环境和有关的规章制度,使患者尽快适应。介绍手术的必要性和安全性,并取得家庭的支持。介绍在术后恢复期患者可戴上假乳房,以弥补乳房切除的失落感。介绍患者与曾接受过类似的手术且已痊愈的妇女联系,通过成功者的现身说法帮助患者度过心理调适期,使其相信一侧乳房切除将不影响正常的家庭生活、工作或社交。

(2)术前应常规做重要脏器功能检查,包括心、肺、肝、肾功能,同时应改善患者营养状况,给予高热量、高蛋白质、高维生素饮食,以减少术中意外和术后并发症的发生。

(3)做好手术区的皮肤准备:上起锁骨上部,下至脐水平,前至右侧锁骨中线,后过左腋后线,包括同侧上臂1/3和腋窝部,剃去腋毛(图15-1)。

(二)手术后护理

1. **病情观察** 注意观察血压、心率变化,防止休克发生。观察呼吸变化,注意有无气胸发生;观察术侧上肢远端血液循环情况。

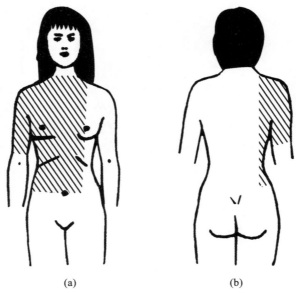

(a)   (b)

图 15-1 乳腺癌手术区皮肤准备的范围

2. 体位 手术后在生命体征平稳后可采取半卧位,以利于引流和呼吸。手术侧前臂包扎固定于躯干上,肘关节屈曲,上臂后方可垫小布枕使其与躯干同高,并保持肩关节舒适,以防止皮瓣张力过大或皮瓣滑动而造成皮瓣坏死。

3. 伤口护理

(1)妥善固定皮瓣 伤口用多层敷料或棉垫加压包扎,使胸壁与皮瓣紧密结合,包扎松紧度要适当。若患侧上肢脉搏摸不清、皮肤发绀、皮温降低,提示腋部血管受压,应调整绷带松紧度;若绷带松脱应重新加压包扎,必要时局部用沙袋压迫。术后 3 天内患侧肩部制动,以免腋窝皮瓣移动而影响愈合。

(2)保持引流通畅 皮瓣下引流管做持续负压吸引,并保持通畅。密切观察引流液性质和量,术后第一天一般有 50～100 mL 血性渗液,术后 2～3 日渗出基本停止,即可拔除引流管,并更换敷料继续用绷带加压包扎伤口,若发现皮瓣下积液,应在无菌操作下穿刺抽吸,然后加压包扎;若皮瓣边缘发黑坏死,应予以剪除,待其自行愈合,或待肉芽组织生长良好后再植皮(图 15-2)。

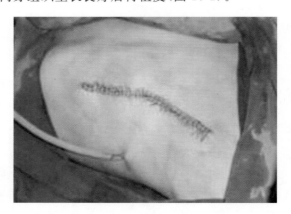

图 15-2 乳腺癌手术后伤口及皮瓣下引流

4. 患侧上肢康复、训练 手术后应鼓励并协助患者早期开始功能锻炼(图 15-3),以减少或避免手术后残疾。手术后 24 h 鼓励患者做腕部、肘部的屈曲和伸展运动,但避免外展上臂。48 h 后可下床,活动时应用吊带将患肢托扶,需他人扶持时不要扶患侧,以免腋窝皮瓣滑动而影响愈合。术后 1 周开始做肩部活动。10～20 天后鼓励患者用术侧的手进行自我照顾,如刷牙、梳头、洗脸等,并进行上臂的全关节活动,方法如下。

(1)爬墙运动 面对墙站立,脚趾尽量靠近墙,双脚分开,肘弯曲,手掌贴在墙上,手指弯曲缓慢往墙上移动,直到手臂完全伸展为止,然后手臂再往下移至原来位置。

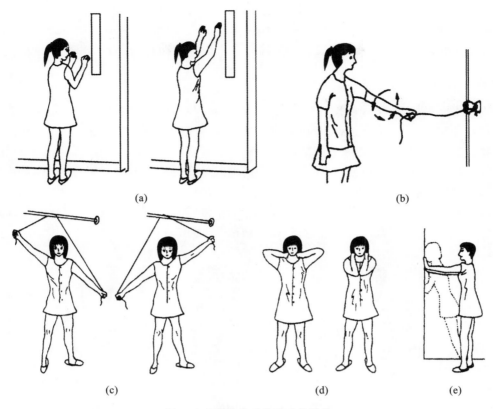

(a)

(b)

(c)   (d)   (e)

图 15-3　乳腺癌手术后功能锻炼

（2）转绳运动　面向门站立,绳子一端绑至门上,另一端由患侧手抓住,手臂伸展,采用顺时针或逆时针方向,以画圈方式转动绳子。

（3）滑绳运动　双手握住挂在悬于头顶上方横杆上的绳子的两端,轮流拉扯两边绳端,使患侧手臂抬高至疼痛为止。逐渐缩短绳子,直到患侧手臂能抬至额头高度。

以上锻炼要求每天 1~3 次,每次约 30 min。注意避免过度疲劳,应当循序渐进,适可而止。

5. 术后并发症防治与护理

（1）皮下积液　乳腺癌术后皮下积液较为常见,发生率在 10%~20%,除手术因素外,术后要特别注意保持引流通畅,包扎松紧度适宜,避免过早外展术侧上肢。积液要早发现,及时穿刺或引流排出,并加压包扎,防止皮瓣再度漂起。同时应用抗生素防治感染。

（2）皮瓣坏死　乳腺癌切除术后皮瓣坏死率为 10%~30%。皮瓣缝合张力大是坏死的主要原因。坏死初期皮瓣边缘出现皮下积液,继之全层皮肤变黑、变硬。术后皮瓣坏死常需植皮治疗。

（3）患侧上肢肿胀　为减轻上肢的肿胀,手术后患侧肢体可适当抬高,进行局部按摩,以促进静脉和淋巴的回流。严禁在患侧测血压、抽血、静脉或皮下注射,避免对循环系统的影响。指导患者自我保护患侧上肢:平卧时用两垫枕抬高患侧上肢;下床活动时用吊带托扶,避免长时间下垂;需要他人扶持时只能扶健侧,以防腋窝皮瓣滑动;进行握拳、屈肘、伸肘运动,促进淋巴回流;穿宽松上衣,佩戴手表、饰物时不宜过紧;避免患侧上肢提拉、搬运重物。

6. 乳房外观矫正与护理　选择与健侧乳房大小相似的义乳,固定在内衣上。当癌症复发概率很小时,可实施乳房重建术。重建的方法有义乳植入术、背阔肌肌皮瓣转位术、横位式腹直肌肌皮瓣转位术等。

7. 综合治疗与护理　化疗时应注意药物副作用对机体的影响,包括胃肠道反应及骨髓抑制等。

【效果评价】

（1）患者焦虑程度明显减轻,表现为情绪较稳定,饮食量增加,心率减慢,睡眠改善。

（2）患者理解乳腺癌治疗的方法,能主动配合完成术前各项检查和准备。

（3）患者伤口引流期间,引流管能保持有效负压状态,引流量逐渐减少,引流液颜色由暗红色转为淡黄色,于术后第8、10、11天分别拔除三根伤口引流管,伤口无感染,愈合良好。

（4）患者术后得到悉心护理,自理能力逐步恢复,术后第4天开始下床活动,未发生任何并发症。

（5）患者和其姐妹接受避免乳腺癌复发的危险因素指导,并掌握乳房自我检查的方法。

【健康教育】

患者左侧乳房已经切除,每月自我检查右侧乳房一次是早期发现右侧乳腺肿块的有效措施。自查乳房最好选择在月经结束后4~7天进行,此时乳房最松弛,病变容易被检出。

乳房自我检查的步骤如下。①视诊:站立位,对着镜子观察,注意右侧乳房的大小和外形轮廓,有无局限性隆起、凹陷或皮肤橘皮样的改变;注意有无乳头回缩或抬高。然后两臂高举过头,再看乳房外形有无改变。②触诊:仰卧位,右侧肩胛下垫薄枕,左手五指并拢,用手指掌面轻柔扪摸,依次检查右侧乳房外上、外下、内下、内上象限,最后扪及乳晕区,要注意乳头有无溢液;然后用左手再扪摸左侧腋窝有无淋巴结肿大。如发现肿块,应及时到医院做进一步检查,以明确诊断(图15-4)。

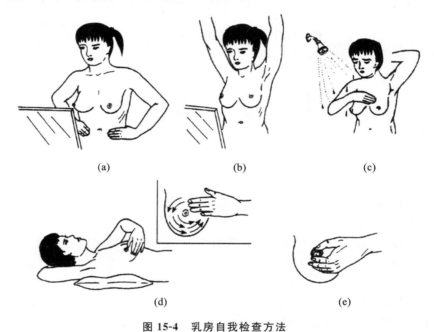

图15-4 乳房自我检查方法

（李国芳）

案例十六 急性化脓性腹膜炎患者的护理

一、病例

【病史】

患者陆某,男,15岁,学生,因"腹痛待查"于2009年3月31日收入院。患者于3天前无明显诱因出现下腹部及脐周疼痛,呈阵发性,不向他处放射,无恶心、呕吐、腹泻,门诊考虑"急性胃肠炎",治疗后效果不佳。今日腹痛加剧,呈持续性,急来院就诊。

【体格检查】

神志清楚,口唇无发绀,体温38.9 ℃、脉搏100次/分、呼吸21次/分、血压100/60 mmHg,浅表淋巴结无肿大,腹部平坦,未触及包块。腹部检查:中下腹及脐周肌紧张,中下腹有重度压痛及反跳痛,麦氏点有轻压痛、反跳痛,双肾区无叩击痛,双下肢无水肿。

【辅助检查】

1. **血常规** 白细胞计数 $15 \times 10^9 / L$,中性粒细胞 91%。
2. **腹部 B 超检查** 未发现明显异常。
3. **腹部平片** 见膈下游离气体。

【医学诊断】

坏疽性阑尾炎,急性局限性腹膜炎。

【住院经过】

入院后完善相关检查(血、尿、粪常规,肝肾功能,生化淀粉酶,出、凝血时间,输血前全套,腹部 B 超检查),行抗感染(头孢类抗生素)支持治疗,排除手术禁忌证,给予充分的术前准备后,于 2009 年 4 月 1 日在连硬外麻醉下行阑尾切除术。术后暂禁食,置鼻胃管持续胃肠减压,行营养支持、抗感染(头孢替唑)、止血(氨甲环酸)等对症治疗。病理检查示:急性坏疽性阑尾炎。4 月 8 日切口拆线,愈合好,无红肿,无渗出,治愈出院。

二、护理

【护理诊断及合作性问题】

1. **恐惧/焦虑** 与身体不适、病情严重、担心预后有关。
2. **腹痛、腹胀** 与腹膜炎症刺激、毒素吸收有关。
3. **体温过高** 与腹腔感染、毒素吸收有关。
4. **体液不足** 与腹膜腔内大量渗出、高热、体液丢失有关。
5. **潜在并发症** 腹腔脓肿、脓毒症等。

【护理目标】

(1)恐惧/焦虑的程度减轻,情绪稳定,能配合治疗和护理。
(2)腹痛、腹胀等不适症状减轻或缓解。
(3)患者体温得以控制并逐渐降至正常范围。
(4)患者水、电解质得以维持平衡,未发生酸碱失衡。
(5)能及时发现并发症并积极配合医生进行处理。

【护理措施】

(一)手术前护理

1. **心理护理** 由于发病突然、病情重,患者产生恐惧/焦虑的情绪,应为患者提供安静舒适的环境,做好解释工作,稳定患者及其家属的情绪,并介绍有关腹膜炎的知识,使其能积极配合治疗和护理,帮助患者树立战胜疾病的信心。

2. **"卧"** 卧位,患者可取半卧位,减少渗出液吸收和减轻中毒症状;同时膈肌下降,腹肌放松,有利于呼吸和循环;鼓励患者活动下肢,预防下肢深静脉血栓形成(图 16-1)。

3. **"禁"** 禁食,可减少胃肠道内容物继续流入腹腔,减轻胃肠内积气,有利于控制感染的扩散。必须待肠蠕动恢复后才可开始进食。

4. **"减"** 胃肠减压,可减少胃肠道内积气、积液,减少胃肠道内容物继续漏出而流入腹腔,有利于减轻腹胀,使炎症局限和吸收,促进胃肠道功能恢复(图 16-2)。

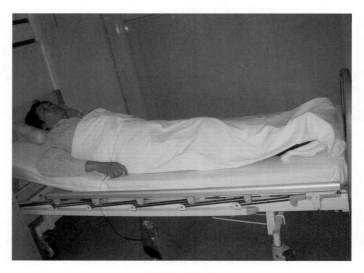

图 16-1　半卧位

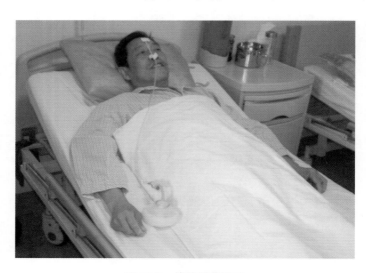

图 16-2　持续胃肠减压

5. "补"　营养支持,患者在炎症、应激状态下,分解代谢旺盛,应补充足够的营养物质来满足机体的需要。

6. "抗"　控制感染及对症治疗,根据细菌培养及药敏结果选用抗生素。

7. "观"　病情观察,严密观察患者生命体征、腹部症状及体征的变化,准确记录 24 h 液体出入量,必要时定时监测中心静脉压、血清电解质、血气分析等。

8. 做好腹部手术前常规准备　如皮肤的准备、留置导尿管等。

（二）手术后护理

1. "卧"　患者回病房后,给予平卧 6 h 后取半卧位,并鼓励患者床上活动,以促进胃肠功能恢复、预防肠粘连。注意保护腹腔引流管。

2. 禁食、胃肠减压、补液及营养支持　术后继续禁食、胃肠减压,补充水、电解质、维生素及蛋白质等,必要时给予肠外营养支持,待肠蠕动恢复、拔除胃管后,逐渐恢复经口饮食。

3. 控制感染　继续应用有效抗生素,进一步控制腹腔内感染。

4. 病情观察　术后继续监测生命体征、尿量及腹部体征的变化,并观察有无脱水、休克和代谢紊乱情况,了解有无膈下或盆腔脓肿的表现,发现异常情况,及时通知医生,并协助处理。

5. 切口及腹腔引流管的护理　保持切口敷料干燥、整洁,若有渗血、渗液,及时更换敷料,观察切口愈合情况,有无切口感染征象;妥善固定腹腔引流管,保持引流管通畅,定期更换引流口处敷料,观察并记录引流液的性状、颜色及量的变化;当引流液减少、患者体温及血细胞计数恢复正常后,可遵医嘱拔管(图 16-3)。

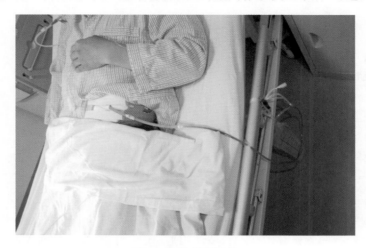

图 16-3 腹腔引流管

【效果评价】

（1）患者恐惧/焦虑的情绪解除,能很好地配合治疗和护理。

（2）术后腹痛、腹胀缓解。

（3）患者术后第 3 天体温降至正常范围内,腹腔炎症得到控制。

（4）患者无水、电解质及酸碱平衡紊乱及休克表现。

（5）无腹腔脓肿、脓毒症等并发症发生。

【健康教育】

（1）提供疾病治疗、护理知识,向患者及家属说明禁食、胃肠减压及半卧位的重要性,教会患者观察腹部体征变化的方法。

（2）给予饮食指导:讲解术后恢复饮食的知识,指导患者从流食—半流食—软食—普食,并少量多餐、循序渐进,进食高蛋白质、高能量及高维生素食物,以促进创伤的修复和切口的愈合。

（3）鼓励患者早期活动,促进肠功能恢复,防止术后肠粘连。

(李德琴)

案例十七 腹部损伤患者的护理

一、病例

【病史】

患者王某,男,40 岁,农民,因腹部切割伤于 2009 年 4 月 20 日入院。

患者于 2009 年 4 月 20 日 13 时因宅基地问题与他人发生纠纷,被对方用水果刀刺伤腹部,伤口位于脐左下,长约 5 cm,以衣物按压伤口,由家人急送来院。

【体格检查】

患者神志清楚,恐惧不安,急性痛苦面容。体温 36.7 ℃,脉搏 110 次/分,呼吸 21 次/分,血压 12/8 kPa(90/60 mmHg)。腹部检查:左下腹伤口约 5 cm 长,切缘整齐,鲜血自切口流出,切口内无异物及肠管脱出,左下腹压痛、反跳痛明显。

【辅助检查】

1. **血常规** 红细胞 $3.5 \times 10^9/L$,血红蛋白 110 g/L,白细胞 $14 \times 10^9/L$。
2. **活化部分凝血酶原时间(APTT)** 40 s。
3. **胸腹联合透视** 见肠间多个液平及膈下游离气体。

【医学诊断】

腹部开放性损伤,空腔脏器穿孔。

【住院经过】

患者入院后立即做好急诊手术准备,在全麻下行腹部伤口扩创术加剖腹探查术。术中发现小肠被切开一约 2 cm 对穿伤,立即行肠管修补术,止血、清洗腹腔、腹腔引流,术中输血 800 mL,手术顺利,术后返回病房取去枕平卧位 6 h 后改半卧位,生命体征稳定,腹部切口敷料干燥,给予抗感染、止血、支持、对症治疗。持续吸氧 24 h,留置导尿管于 24 h 后拔出,腹腔引流管通畅,引流液由红色逐渐变淡,于手术后 5 天拔出,术后第 8 天切口拆线,Ⅰ期愈合,于 4 月 30 日治愈出院。

二、护理

【护理诊断及合作性问题】

1. **恐惧/焦虑** 与突然创伤、病情严重、担心预后有关。
2. **体液不足** 与血液或体液的丢失、有效循环血容量减少有关。
3. **疼痛** 与腹部损伤、腹膜受刺激有关。
4. **潜在并发症** 腹腔感染、腹腔脓肿、休克等。

【护理目标】

(1)恐惧/焦虑减轻,情绪稳定,能配合治疗和护理。
(2)保证机体有效循环血量。
(3)疼痛减轻或缓解。
(4)将发生并发症的风险降为最低。

【护理措施】

(一)急救

入院后应立即吸氧,迅速建立静脉通路保证有效循环血量,妥善处理伤口、及时止血,观察无肠管脱出,迅速做好急诊手术准备。

(二)术前护理

(1)心理护理:主动关心患者,解除其紧张、焦虑情绪,使患者能积极配合治疗。
(2)体位:患者应绝对卧床休息,不随便搬动患者。
(3)禁食、胃肠减压:应禁食、禁水,上胃管进行胃肠减压,以减轻腹胀和减少胃肠液外漏。遵医嘱大量补充液体,注意防止水、电解质和酸碱平衡紊乱。
(4)观察病情:每 15～30 min 测量一次体温、脉搏、呼吸、血压;及时观察腹部体征的变化,了解腹膜刺激征的程度、范围,有无移动性浊音等,定时测定红细胞、血红蛋白、白细胞计数等,动态观察腹腔内有无继续出血及腹腔内感染等情况。
(5)应用抗生素:遵医嘱应用广谱抗生素,预防和治疗腹腔内感染。

（6）禁用吗啡类止痛剂，以免掩盖病情。禁止灌肠，以免加重病情。

（7）做好腹部手术皮肤准备、抗生素及麻醉药皮肤试验、留置导尿管等。

（三）术后护理

1. 体位 术后去枕取平卧位，头偏向一侧，待全麻清醒后血压、脉搏平稳，改为半卧位，以利于腹腔引流，改善患者呼吸功能，降低腹部肌肉张力，有利于切口愈合。鼓励患者早期活动，可减轻腹胀，促进肠蠕动恢复，防止术后肠粘连。

2. 补液及抗炎治疗 术后继续补液，纠正水、电解质及酸碱平衡紊乱；使用有效抗生素，防治腹腔感染。

3. 病情观察 严密观察生命体征、伤口及敷料情况、尿量和中心静脉压的变化，及时做好记录。发现异常情况，及时告知医生，并积极配合处理（图 17-1、图 17-2）。

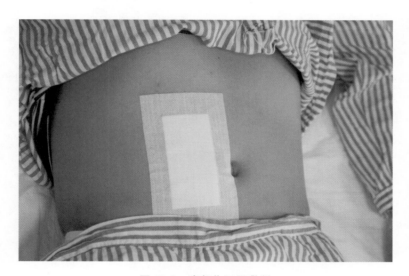

图 17-1 腹部伤口及敷料

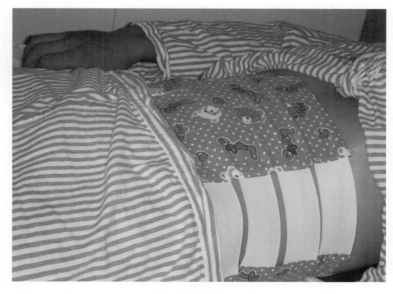

图 17-2 腹带包扎

4. 饮食 术后 2～3 天肠功能恢复、拔除胃管后，可进流质饮食，并根据病情逐渐改为半流质饮食及软食，注意高热量、高蛋白质等营养素的补充。

5. 鼻腔、口腔及咽喉部的护理 随时评估患者口腔黏膜的损伤及咽部不适的情况；口腔护理每日 2

次;定时清洁鼻腔。

6. 引流管的护理 做好胃肠减压管及腹腔引流管的护理。

（1）妥善固定引流管和引流袋（或瓶），防止患者变换体位时引流管受压或脱出。保持引流通畅，及时检查管腔有无阻塞或引流管有无脱落。观察引流液颜色、量、气味、残渣等，准确记录 24 h 引流液总量。

（2）观察引流管周围皮肤，有无红肿、破损，观察引流液是否外漏或渗出。

（3）每天更换一次性引流袋及敷料，定时由上而下挤压引流管以免引起逆行性感染。

【效果评价】

（1）患者恐惧情绪迅速稳定，能很好地配合治疗和护理。

（2）无水、电解质及酸碱平衡紊乱发生。

（3）术后第 2 天疼痛明显减轻。

（4）加强观察及护理，无并发症发生。

【健康教育】

（1）加强安全教育，避免发生意外损伤；普及急救知识，遭遇意外事件后能进行简单的救助或自救。

（2）术后鼓励患者食用易消化、营养丰富的食物，保持大便通畅。

（3）适当活动，预防术后肠粘连。

（李德琴）

案例十八　腹外疝患者的护理

一、病例

【病史】

患者许某，男，35 岁，农民，因"左腹股沟出现可复性包块一年余"于 2008 年 2 月 5 日上午 9 时入院。

患者于一年前无明显诱因在左腹股沟区出现一包块，如核桃大小，站立或咳嗽时明显，平卧后可消失，无疼痛、无发热，未曾行任何治疗，现自觉包块较前增大，约鸭蛋大小，有坠胀感，于今日来院，门诊以"左腹股沟斜疝"收入我科。

【体格检查】

患者站立时左腹股沟处可触及一约 4 cm×5 cm 大小的包块，质软，表面光滑，无压痛，咳嗽时有冲击感，坠入阴囊，平卧时包块自行还纳，左外环可容二指。既往有吸烟史，大约每日 10 支。

【辅助检查】

1. 阴囊透光试验 阴性。

2. 胸腹联合透视 正常。

3. 心电图 窦性心律，正常心电图。

【医学诊断】

左腹股沟斜疝。

【住院经过】

患者入院后在完善术前各项检查和给予较充分的准备后，患者情绪较稳定，一般情况尚可，于 2008 年

2月7日在连硬外麻醉下行"左腹股沟斜疝无张力修补术"。手术顺利,术后严密观察患者病情变化,尤其是生命体征的变化和左侧阴囊有无肿胀状况,给予持续吸氧、预防性应用抗菌药物、营养补充、心理护理、盐袋压伤口、并发症预防和观察、术后康复指导等一系列治疗和护理措施;患者6 h后指导进食,当晚停止吸氧;术后3天行伤口换药;术后第6天行伤口第二次换药;术后第9天伤口拆线,愈合良好,患者无术后并发症。

二、护理

【护理诊断及合作性问题】

1. **恐惧** 与惧怕手术有关。
2. **潜在并发症** 肠绞窄、肠穿孔甚至肠坏死。
3. **知识缺乏** 缺乏有关腹外疝发病的原因和预防复发的知识。

【护理目标】

(1)患者情绪较稳定,能以良好的心理状态接受治疗。
(2)能描述并发症表现,主动配合医疗和护理,预防并及时发现并发症。
(3)患者能说出腹外疝的发病原因和预防复发的方法。

【护理措施】

(一)术前护理

1. **心理护理** 向患者解释腹外疝的病因和诱发因素、手术治疗的必要性和手术方法,减轻患者对手术的恐惧心理。

2. **消除腹内压力增高的因素** 术前患者应戒烟,注意保暖,防止受凉,多饮水,多吃蔬菜等粗纤维食物,以保持大便畅通。

3. **备皮** 严格的备皮是防止伤口感染,避免疝复发的重要措施。术前嘱患者沐浴,按规定的范围严格备皮。上起脐部水平,下至大腿上1/3,两侧至腋后线,包括外阴部并剃除阴毛(图18-1)。手术日晨需再次检查备皮情况,如有皮肤破损应暂停手术。

4. **灌肠和排尿** 术前一晚用开塞露20 mL灌肠通便,以免术后便秘。送患者进手术室前,嘱患者排尽尿液,预防术中误伤膀胱。

(二)术后护理

1. **体位** 术后取平卧位,膝下垫一软枕,使髋关节微屈,以降低腹壁缝合的张力,有利于愈合,并能减轻切口疼痛。

2. **饮食** 术后6~12 h可进流质饮食,逐步改为半流质饮食、普食。

3. **预防阴囊血肿** 密切观察伤口有无渗血。术后使用阴囊托(图18-2)或丁字带兜起阴囊,腹股沟手术区可用砂袋压迫,以防发生阴囊血肿。

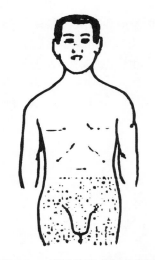

图18-1 腹股沟手术备皮范围

4. **预防感染** 注意保持敷料清洁、干燥,避免大小便污染,如被污染及时更换。

5. **防止腹内压力增高** 术后应注意保暖,以防受凉而引起咳嗽,如有咳嗽应及时用药治疗,并嘱患者在咳嗽时用手掌按压伤口,减少腹内压力增高对伤口愈合的不利影响。保持大小便畅通,如有便秘应及时处理。

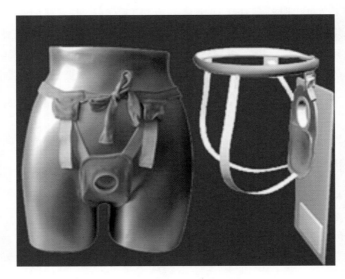

图 18-2　阴囊托

【效果评价】

（1）患者获得良好的心理支持，并积极配合治疗和护理。

（2）患者未发生并发症。

（3）患者已掌握腹外疝的发病原因和预防复发的知识。

【健康教育】

（1）让患者了解腹外疝的正确治疗方法，防止并发症。

（2）腹外疝手术患者出院后仍应适当休息，可适当活动，并逐渐增加活动量，3个月内不宜参加重体力劳动。预防和治疗使腹内压力增高的各种疾病。

（3）平时生活要有规律，避免过度紧张、疲劳。

（4）饮食方面应多吃营养丰富的食物，多吃粗纤维的蔬菜等食物，保持大便畅通。

（5）注意保暖、戒烟，避免感冒和咳嗽，有排尿及排便困难者应及时对症治疗，以防腹内压力增高导致疝复发。

（6）如有疝复发，应及早到医院诊治。

（冯继云）

案例十九　胃十二指肠溃疡的外科治疗患者的护理

一、病例

【病史】

患者章某，男，24岁，未婚，职员，因突发上腹部刀割样疼痛于2009年1月26日8时30分入院。

患者于2h前饱餐后突感全腹持续性刀割样疼痛，疼痛程度剧烈，不缓解。未向他处放射。恶心、呕吐，吐出胃内容物约200 mL，无腹泻、无发热，急来我院就诊，胸腹联合透视示：膈下游离气体。门诊以"腹部空腔脏器穿孔，急性腹膜炎"收住我科。

既往有胃溃疡病史3年。

【体格检查】

患者神志清楚,急性痛苦面容,呻吟不止,全身冷汗,体温 37.8℃、脉搏 80 次/分,呼吸 18 次/分,血压 130/80 mmHg,腹部平坦,腹肌紧张,压痛、反跳痛明显,肠鸣音消失,肝浊音界减小,双肾区无叩击痛。

【辅助检查】

1. **实验室检查** 红细胞 $4.13 \times 10^{12}/L$,白细胞 $15.2 \times 10^9/L$,中性粒细胞 89.6%。
2. **胸腹联合透视** 膈下游离气体。
3. **B超检查** 肝肾间隙积液。

【医学诊断】

术前诊断:腹部空腔脏器穿孔,急性腹膜炎。

术后诊断:胃穿孔,急性腹膜炎。

【住院经过】

患者入院后完善各项术前准备,禁食,给予胃肠减压、输液等。于 2009 年 1 月 26 日 22 时在全麻下行剖腹探查术,术中发现胃窦部前壁有一直径 2 cm 大小的溃疡,其中央部有一直径 0.5 cm 的穿孔,随后行胃大部切除术。术后密切观察患者的生命体征变化和伤口渗血情况;给予禁饮禁食、应用抗生素及保持水、电解质平衡,提供肠外营养支持;做好胃肠减压管、腹腔引流管及留置导尿管的护理;给予心理护理,协助生活护理,指导患者术后早期活动;同时加强并发症的预防和观察。患者术后恢复良好,生命体征稳定。导尿管于术后第 2 天拔除,能自行排尿;术后第 3 天拔除胃肠减压管和腹腔引流管,术后第 4 天进流质饮食。术后第 7 天行伤口拆线,愈合良好。患者无术后并发症,于术后第 8 天出院。

二、护理

【护理诊断及合作性问题】

1. **焦虑/恐惧** 与胃穿孔、病情较重、手术较大而担心愈后有关。
2. **疼痛** 与胃溃疡穿孔后消化液对腹膜的强烈刺激、手术损伤等有关。
3. **体液不足** 与呕吐后体液丢失、溃疡急性穿孔后消化液的大量丢失有关。
4. **营养失调:低于机体需要量** 与禁饮禁食、呕吐或消化吸收障碍有关。
5. **知识缺乏** 与对疾病原因、手术后饮食与营养调理知识缺乏有关。
6. **潜在并发症** 吻合口出血、吻合口梗阻及胃肠吻合口瘘等。

【护理目标】

(1)患者情绪稳定。

(2)疼痛减轻或得到控制。

(3)患者体液得以维持平衡。

(4)患者得到充分的营养支持,能摄取适合病情的食物。

(5)了解胃溃疡的发病因素、术后复发的危险因素及预防。

(6)并发症能否预防和及时发现。

【护理措施】

(一)术前护理

1. **心理护理** 关心和尊重患者,热情向患者介绍管床的医师和护士、病房环境和有关规章制度使患者尽快适应。介绍手术的必要性和安全性,并取得家属的支持。

2. 病情观察 监测生命体征,观察腹部情况及病情变化,记录液体出入量。

3. 术前准备 迅速完善各项术前准备,以减少术中意外和术后并发症。

(二)术后护理

1. 体位 手术后患者清醒、生命体征稳定后取半卧位,以利于引流和呼吸。

2. 病情观察 继续观察术后生命体征变化,观察腹部疼痛变化,记录液体出入量。

3. 引流管的护理 腹腔引流管妥善固定,并保持通畅。密切观察引流液颜色、性质、量。一般术后第1天腹腔引流管有50～100 mL血性渗液,术后2～3天渗出基本停止,即可拔出引流管。

4. 伤口护理 观察伤口有无出现渗血、渗液,保持伤口敷料清洁、干燥,观察伤口愈合情况(图19-1)。

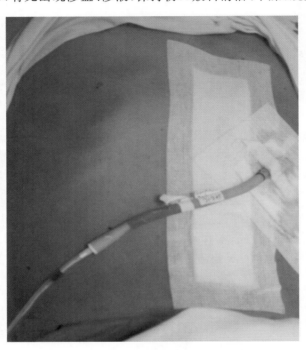

图 19-1 胃大部切除术后伤口及引流管

5. 饮食护理 拔除胃管后可给予少量饮水,每次4～5汤匙,第2天进半量流质饮食,每次50～80 mL,1～2 h一次;第3天进全量流质饮食,每次100～150 mL,2～3 h一次;进食后如无不适,第四天可进半流质饮食,以稀饭为好,术后10～14天可进软食。要注意少量多餐(每日5～6次),一般需6个月到1年才能恢复到正常的三餐饮食。

6. 术后并发症的观察

(1)术后胃出血的观察:手术后24 h内从胃管中引流出100～300 mL暗红色或咖啡色胃液,属手术后正常现象。如果胃管内每小时流出鲜血100 mL以上,甚至出现呕血或黑便,持续不止,趋向休克的情况,多属吻合口活动性出血,应密切观察出血量及患者的生命体征变化,多数患者给予止血药、抗酸药、输鲜血等保守治疗后出血可停止,少数患者经上述处理出血不止者,需要再次手术止血。

(2)胃肠吻合口破裂或外瘘:少见,多发生在术后5～7天,大多由于缝合不良,吻合口处张力过大、低蛋白血症、组织水肿等原因所致的组织愈合不良。胃肠吻合口破裂常引起严重的腹膜炎,如发现较晚,局部已形成粘连,则多形成局部脓肿或外瘘。出现严重腹膜炎的患者,须立即进行手术修补;局部脓肿或外瘘患者,除引流外还应给予胃肠减压和积极支持疗法,促使外瘘自愈,若经久不闭合,须再次手术。

(3)倾倒综合征:多在进食,特别是在进甜的流质饮食后10～20 min发生,患者感觉剑突下不适、心悸、乏力、出汗、头晕、恶心、呕吐甚至虚脱,并伴有肠鸣和腹泻等,平卧数分钟可缓解。其原因一般认为是由于胃大部切除术后丧失了幽门括约肌,食物量大、过快地排入空肠上段,又未经胃肠液混合稀释而呈高渗性,将大量的细胞外液吸入肠腔,以致循环血容量骤减所致。应告诫患者术后早期应少量多餐,避免进食甜的过热的流质饮食,进餐后平卧 10～20 min。

7. 康复训练 术后早期下床活动,防止肠粘连。

【效果评价】

(1) 通过讲解疾病相关知识,患者情绪稳定,能积极配合医护人员治疗及护理、预防术后并发症。
(2) 手术后渗出刺激消除,患者疼痛已缓解。
(3) 及时给予补液,保持水、电解质平衡。
(4) 禁食时给予肠外营养支持,可以进食后指导进食高营养食物,营养状况得到改善。
(5) 能说出胃溃疡的发病因素、术后复发的危险因素及预防方法。
(6) 无并发症发生。

【健康教育】

(1) 保持情绪稳定、规律作息、合理饮食、劳逸结合。
(2) 向患者及家属介绍溃疡病的病因、诱发因素及治疗方法。
(3) 出院后若有不适应立即到医院就诊。

（夏　萍）

案例二十　阑尾炎患者的护理

一、病例

【病史】

患者梁某,女,56 岁,已婚,退休教师。因转移性右下腹痛 8 h,恶心,呕吐 4 次,于 2009 年 2 月 3 日急诊入院。

患者于 2009 年 2 月 2 日 15 时无明显诱因出现上腹部疼痛,定位不清,伴恶心、呕吐,后逐渐转移至下腹部,以右下腹为甚,为持续性钝痛,且有阵发性加剧。起病以来患者精神、食欲、睡眠欠佳,暂未进食,解黄色软便两次。

【体格检查】

患者神志清楚,表情痛苦。体温 36.8℃,脉搏 80 次/分,呼吸 20 次/分,血压 16/8 kPa（120/60 mmHg）。腹部检查:右下腹麦氏点压痛明显,有反跳痛。

【辅助检查】

1. 实验室检查 白细胞 $12.3×10^9$/L,中性粒细胞 88.3%。
2. B 超检查 盆腔及双肾输尿管均未见异常。

【医学诊断】

急性化脓性阑尾炎。

【住院经过】

患者因腹痛 8 h 后急诊收治入院,患者情绪焦虑,对疾病及治疗的相关知识有部分了解。入院后介绍有关知识,继续禁饮禁食、输液,密切观察病情变化,并积极进行术前准备。于 2009 年 2 月 3 日 1 时在连硬外麻醉下行阑尾切除术。术中见阑尾充血、水肿,被覆稀薄脓苔,未见穿孔。术后密切观察患者的生命体征变化和伤口情况;给予禁饮禁食,应用抗生素及保持水、电解质平衡;做好留置导尿管的护理;给予心理护理,协助生活护理,指导患者术后早期活动;同时加强并发症的预防和观察。患者术后生命体征平稳,恢复良好;导尿管于术后6 h拔除,能自行解尿;术后第2天肠蠕动恢复,肛门排气;进食流质后无不适,逐渐过渡到普食。伤口于术后第7天拆线,愈合佳,接受康复指导后于2月11日出院。

二、护理

【护理诊断及合作性问题】

1. 焦虑 与发病突然,正常生活和工作秩序受影响,缺乏术前准备及术后处理等相关知识有关。

2. 疼痛 与急性阑尾炎的炎性刺激及手术切口有关。

3. 体液不足 与禁食、呕吐有关。

4. 潜在并发症 出血、切口感染、粘连性肠梗阻、弥漫性腹膜炎、腹腔脓肿、粪瘘等。

【护理目标】

(1)患者焦虑减轻或得到缓解。

(2)患者主述疼痛减轻或得到缓解。

(3)补充足够液体,维持水、电解质平衡。

(4)患者病情变化、并发症的发生能够被及时发现和处理。

【护理措施】

(一) 手术前的护理

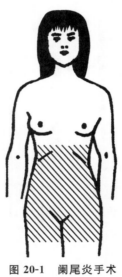

图 20-1 阑尾炎手术
备皮的范围

(1)体位:取半卧位卧床休息。

(2)禁食:减少肠蠕动,利于炎症局限。禁食期间给予静脉补液。

(3)密切观察病情变化:观察精神状态、体温、脉搏、呼吸、血压、腹部症状和体征的变化。

(4)禁用吗啡类镇痛剂,以免掩盖病情。同时禁服泻药及灌肠,以免肠蠕动加快,肠内压增高,导致阑尾穿孔或炎症扩散。

(5)使用有效的抗生素抗感染。

(6)心理护理:了解患者及其家属的心理反应,在与患者和家属建立良好沟通的基础上,做好解释安慰工作,稳定患者的情绪,减轻其焦虑;向患者和家属介绍有关急性阑尾炎的知识,讲解手术的必要性和重要性,提高他们的认识,使之积极配合治疗和护理。

(7)做好术前准备:做好术前各项准备。备皮范围:上平剑突,下至股部上1/3前、内侧,包括外阴部,两侧至腋后线(图20-1)。

(二) 术后护理

1. 密切监测生命体征及病情变化 定时测量体温、脉搏、呼吸及血压,并准确记录;加强巡视,注意倾听患者的主述,观察患者腹部体征的变化,及时发现异常,通知医师并配合治疗。

2. 体位 患者术后血压、脉搏平稳后,取半卧位,以降低腹壁张力,减轻切口疼痛,并使炎性液体流至盆腔,防止膈下感染。

3. 止痛 切口疼痛影响患者情绪和休息时,可遵医嘱给予适量镇痛药。

4. 切口和留置导尿管的护理 保持切口敷料清洁、干燥,及时更换有渗血、渗液污染的敷料;观察切口愈合情况,及时发现切口出血及感染的征象。妥善固定导尿管,防止扭曲、受压,保持畅通,观察并记录尿液的颜色、性质和量。

5. 饮食 术后禁食,并经静脉补液,在肠蠕动恢复、肛门排气后逐步恢复经口进食。

6. 早期活动 术后 24 h 可起床活动,鼓励患者术后在床上翻身、活动肢体,促进肠蠕动恢复,防止肠粘连,增进血液循环,促进伤口愈合。

7. 防治感染 遵医嘱正确、按时使用有效抗生素,同时注意观察用药效果及药物的副作用。

8. 并发症的观察与护理

(1)切口感染 这是阑尾切除术后最常见的并发症,多见于化脓性或穿孔性阑尾炎。多因手术时污染伤口、腹腔引流不畅所致。若患者出现术后 2～3 天体温逐渐升高,感觉切口局部胀痛、跳痛、红肿、压痛等,应警惕切口感染的可能,应及时报告医师进行处理。

(2)腹腔脓肿 多发生于化脓性或坏疽性阑尾炎术后,尤其是阑尾穿孔伴腹膜炎的患者。由于腹腔残余感染或阑尾残端处理不当所致。若患者术后 5～7 天体温持续升高或下降后又上升,有腹痛、腹胀、腹部压痛、腹肌紧张或腹部包块等,应高度警惕腹腔脓肿的发生。

(3)腹腔出血 临床上少见,但很严重。通常由于阑尾动脉结扎线脱落所致。常发生于术后几小时至数日内。术后应密切观察患者有无腹痛、腹胀、面色苍白、脉速、出冷汗、血压下降等出血性休克症状。

(4)粘连性肠梗阻 与局部炎性渗出、手术损伤和术后长期卧床等因素有关。

(5)粪瘘 较为少见。由于阑尾残端结扎线脱落或手术时误伤肠管所致。感染较局限,若患者表现为持续低热、腹痛、切口不能愈合应警惕。

【效果评价】

(1)患者情绪稳定,对疾病相关知识有一定的了解,积极配合治疗。

(2)患者的疼痛减轻,腹壁切口愈合良好。

(3)患者生命体征稳定,出入量基本平衡。

(4)患者术后未发生并发症。

【健康教育】

(1)在手术治疗前,应向其解释禁食的目的,教会患者自我观察腹部症状和体征变化的正确方法。

(2)指导患者术后饮食,鼓励患者摄入营养丰富、齐全的食物,以利于切口愈合;饮食种类及数量应循序渐进,避免暴饮暴食;注意饮食卫生,避免进食不洁食品。

(3)向患者介绍术后早期离床活动的重要性,鼓励患者尽早下床活动,促进肠蠕动恢复,防止术后肠粘连。

(4)患者出院后,若出现腹痛、腹胀等不适,应及时就医诊治。

(周凤琴)

案例二十一 肠梗阻患者的护理

一、病例

【病史】

患者张某,男,64 岁,已婚,个体商户。因腹痛、呕吐、腹胀 5 天,停止排气、排便 3 天,于 2007 年 7 月 3 日急诊入院。

患者于 2007 年 6 月 28 日起无明显诱因出现进食后恶心呕吐,呕吐物为黄色胃内容物及清水样物,伴腹痛、腹胀。自 7 月 1 日起停止排气、排便,且腹胀进一步加重,为进一步诊治收治入院。患者 2 个月前曾因急性化脓性阑尾炎在当地医院行阑尾切除术。

【体格检查】

全身情况:患者神志清楚,表情痛苦,皮肤黏膜干燥。体温 37.5℃,脉搏 88 次/分,呼吸 20 次/分,血压 14/10 kPa(105/70 mmHg)。腹部检查:全腹膨隆,腹部张力较高,可闻及高调肠鸣音及气过水声,脐右侧及右下腹压痛,无反跳痛及肌紧张,叩诊呈鼓音,移动性浊音(一)。

【辅助检查】

1. **实验室检查** 红细胞 $4.16 \times 10^{12}/L$,白细胞 $16.3 \times 10^9/L$,中性粒细胞 87.3%,血钾 3.3 mmol/L。
2. **腹部平片** 肠腔明显扩张并可见液平面。

【医学诊断】

粘连性肠梗阻。

【住院经过】

患者在急诊时予胃肠减压、输液后收治入院。此时,患者心理较焦虑,对疾病及治疗的相关知识了解甚少。入院后介绍有关知识,继续禁饮禁食、胃肠减压、输液,密切观察病情变化,并积极进行术前准备。于 2007 年 7 月 3 日 16 时在连硬外麻醉下行剖腹探查、粘连松解术。术后密切观察患者的生命体征变化和伤口渗血情况;给予禁饮禁食、静脉输注抗生素及保持水、电解质平衡,提供肠外营养支持;做好胃肠减压管、腹腔引流管及留置导尿管的护理;给予心理护理,协助生活护理,指导患者术后早期活动;同时加强并发症的预防和观察。患者术后生命体征平稳,恢复良好;腹腔引流管术后第 3 天拔除;导尿管于术后第 3 天拔除,能自行解尿;术后第 4 天肠蠕动恢复,拔除胃管,进食流质饮食后无不适,术后第 6 天起进食半流质饮食。患者各项实验室检查正常,伤口愈合佳,心情愉快,接受康复指导后于 7 月 15 日出院。

二、护理

【护理诊断及合作性问题】

1. **焦虑** 与患者身体不适、对检查及治疗不了解和担心预后有关。
2. **腹胀** 与肠梗阻、肠腔积液积气有关。
3. **体液不足的危险** 与手术、禁食、持续胃肠减压、丢失大量体液有关。
4. **知识缺乏** 缺乏肠梗阻治疗、护理方面的知识。
5. **潜在并发症** 感染、休克等。

【护理目标】

(1)患者情绪稳定,能主动配合治疗与护理。
(2)患者的腹胀等不适得到缓解。
(3)患者的体液不足得到纠正。
(4)患者能叙述肠梗阻治疗、护理等方面的知识。
(5)并发症得到有效预防和妥善处理。

【护理措施】

(一)**手术前的护理**

1. **心理护理** 关心、同情患者,密切与患者沟通,鼓励患者说出自己的想法和看法,有针对性地进行解释和安慰,消除患者焦虑不安、恐惧及紧张心理,愉快地接受治疗与护理。
2. **禁饮禁食、胃肠减压** 患者禁饮禁食,及早行胃肠减压,在胃肠减压期间,应做好胃管护理,密切观察并记录引流液的颜色、性质及量。

3. 体位　患者生命体征稳定,采取半卧位。

4. 记录出入液量及合理输液　应密切观察并准确记录患者胃肠减压量及尿量等;经静脉补充营养;纠正患者水、电解质紊乱和酸碱失衡,应结合患者脱水程度、血清电解质和血气分析结果合理安排输液种类,调节输液速度和量,努力维持体液平衡。

5. 防治感染　遵医嘱正确、按时使用有效抗生素,同时注意观察用药效果及药物的副作用。

6. 严密观察病情　定时测量患者的体温、脉搏、呼吸、血压,并详细记录;严密观察患者的腹部症状、体征及全身情况。

7. 做好手术前常规性准备工作　备皮范围:上平剑突,下至股部上 1/3 前、内侧,包括外阴部,两侧至腋后线(图 21-1)。

（二）手术后护理

1. 体位　血压平稳后,患者应取半卧位,以利患者呼吸、循环功能的改善,也有利于腹腔渗液、渗血的引流。

2. 禁食、胃肠减压　在肠蠕动功能恢复之前,患者应予禁食、胃肠减压,禁食期间给予补液,维持体液平衡,补充营养。待肠蠕动恢复、肛门排气后,可开始进少量流质饮食,若无不适,逐步过渡至半流质饮食及普食。

3. 病情观察　观察患者的生命体征、腹部症状和体征的变化、切口情况。注意患者腹痛、腹胀的改善程度,呕吐及肛门排气、排便情况等。

4. 止痛　切口疼痛影响患者情绪和休息者,可遵医嘱给予适量镇痛药。

5. 管道的护理　胃肠减压管及腹腔引流管应妥善固定,保持引流通畅,避免受压、折叠、扭曲或滑脱,造成引流管效能降低;注意观察并记录引流液的颜色、性质及量,若有异常应及时向医生报告(图 21-2)。胃管在肠蠕动恢复、肛门排气后拔除。

6. 活动　手术后,应鼓励患者早期活动,床上勤翻身,病情允许时,早期下床活动,促进肠蠕动恢复,防止肠粘连。

7. 并发症的观察与护理　密切注意手术后各种并发症的发生。

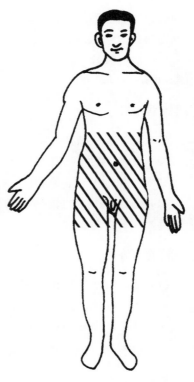

图 21-1　手术区备皮的范围

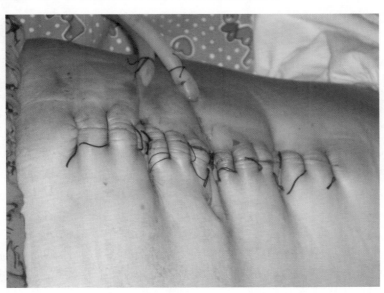

图 21-2　肠梗阻手术后切口及腹腔引流

（1）感染　手术后常规使用抗生素。若患者出现腹部胀痛、持续发热、血白细胞计数增高、腹壁切口红肿、腹腔引流管或引流管周围流出较多带有粪臭味的液体时,应警惕腹腔内或切口感染及肠瘘的可能,应及时报告医生处理。

（2）切口裂开　手术后应加强支持,腹带加压包扎,及时处理咳嗽、腹胀、排便困难等引起腹压增高的因素,预防切口裂开。

【效果评价】

（1）患者焦虑情绪减轻,对疾病有一定的了解,积极配合治疗。

（2）患者术后第 4 天起能下床活动,术后第 4 天肠蠕动恢复,可拔除胃管,腹胀缓解。

（3）患者血压和心率稳定,无脱水症状。出入量基本平衡,无体液不足发生。

（4）患者对手术的相关知识有所了解并积极配合完成术前准备,术后能说出相关康复知识的内容。

（5）未发生并发症。

【健康教育】

（1）手术后尽早下床活动,以促进肠功能恢复。吃易消化的食物,不宜暴饮暴食;不要在饭后剧烈运动。

（2）避免腹部受凉,保持大便通畅。

（3）出院后,若出现呕吐、腹痛、腹胀、停止排气排便等不适时,应及时就诊。

（李国芳）

案例二十二　直肠癌患者的护理

一、病例

【病史】

患者程某,女,75 岁,因大便带血 1 个月于 2009 年 3 月 23 日入院。

患者 1 个月来无明显诱因出现腹泻,与进食无关,每日 2～4 次,为黏液血便,量少,有时伴里急后重感,有时伴左下腹隐痛,呈阵发性,可自行缓解,不伴畏寒发热,无恶心呕吐,无嗳气反酸,无尿频、尿急、尿痛,未特殊治疗,便血渐加重,门诊行结肠镜检查怀疑为直肠癌,遂以"直肠肿物待查"收入院。

【体格检查】

患者神志清楚,心肺无异常,腹平坦,未见肠型及蠕动液,全腹软,左中下腹部压痛,无反跳痛,肝脾未触及,双肾区无隐痛,肠鸣音无异常。膝胸位查肛周未见皮赘,直肠指检:距肛门约 3 cm 处直肠前壁可触及菜花状新生物,质韧,活动度差,与周围肠管粘连紧密,呈向心性生长,致使局部肠腔狭窄,上端不清,手套上有血迹。

【辅助检查】

（1）肛门指检:距肛门约 3 cm 处直肠前壁可触及菜花状新生物,质韧,活动度差,与周围肠管粘连紧密,呈向心性生长,致使局部肠腔狭窄,上端不清,手套上有血迹。

（2）结肠镜检:怀疑为直肠癌。

（3）肿瘤标志物无明显异常。

【医学诊断】

直肠癌。

【住院经过】

患者入院后完善各项检查和做好充分的术前肠道准备工作,做好造口定位、家属及患者心理护理工作,于 2009 年 3 月 31 日在全麻下行直肠癌根治术(MILES 术)＋造口形成术,术后严密观察病情变化,禁食禁水,持续低流量吸氧,做好胃管、导尿管、骶前引流管和伤口的护理,予以抗感染,止血,调节水、电解质平衡等对症治疗,指导并教会患者及家属正确选用和使用造口袋、造口护理的方法和简单处理造口并发症等工作。患者术后恢复良好,生命体征稳定,手术后第 2 天停止吸氧,停用心电监护,第 3 天肛门排气后,拔除胃管,指导其有计划地摄入营养,术后第 7 天腹部伤口愈合良好并拆线,第 8 天拔除导尿管并自行排尿,拔除骶前引流管,用 1∶5000 高锰酸钾溶液作温水坐浴,每天两次。造口黏膜红润,无造口并发症,患者家属能很好地使用造口袋,术后第 15 天实行第一疗程化疗,于 2009 年 4 月 25 日出院,建议定期复诊化疗,不适随诊,院外继续坐浴、会阴部换药。

二、护理

【护理诊断及合作性问题】

1. **恐惧** 与担忧预后和生活方式有关。
2. **营养失调** 低于机体的需要量,与腹泻、食欲不振及肿瘤慢性消耗有关。
3. **自我形象紊乱** 与结肠造口后排便方式改变有关。
4. **知识缺乏** 缺乏造口的自我护理知识。
5. **潜在并发症** 术后出血、感染、造口坏死或狭窄等。

【护理目标】

（1）患者恐惧感减轻或消除。
（2）营养状况得到改善。
（3）能正视自我形象的改变。
（4）适应新的排便方式,学会自我护理造口。
（5）能处理简单的造口并发症。

【护理措施】

（一）术前护理
（1）心理护理:护理人员应了解患者的心理状况,有计划地向患者介绍有关直肠癌治疗、手术方式及造口术的知识,增强患者对治疗的信心,使患者能更好地配合手术治疗和护理,同时取得患者家属的配合和支持。
（2）维持足够的营养:术后需要有足够的营养进行组织修补、维持基础代谢,提高患者对手术的耐受力,应尽量多给予高蛋白质、高热量、高维生素、易于消化的少渣饮食,肠道准备需限制饮食时,可由静脉补充。
（3）造口定位（位置的选择）:肠造口部位的选择应在手术前一天由手术医师、造口治疗师与患者及其家属共同协商决定,一定要得到患者及家属的全面合作,以适应坐、站、卧等不同体位。
① 造口位置要求:患者自己能看见、有足够位置贴袋、不会有渗漏情况、贴上袋后不会有不适感。
② 造口应避开的部位:瘢痕凹陷处、皮肤皱折处、系腰带处、肋缘处等;乳房下垂的位置;有癌变的部

位;有慢性皮肤病的部位。

本例患者造口位置:脐水平下方3～5 cm,腹下线左外侧3～5 cm;脐至髂前上棘内三分之一处,确定在腹直肌,可在选定的位置上划一个记号(图22-1)。

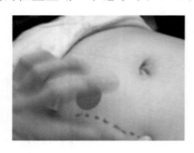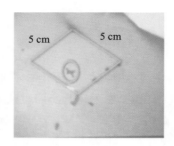

图22-1　造口定位

③ 肠道准备:术前护理的重点。目的是减少术中污染,防止术后切口感染,有利于伤口愈合。a. 术前2～3天进流质饮食。b. 清洁肠道,术前2～3天给予口服缓泻剂如液体石蜡20～30 mL或硫酸镁15～20 g加速排出肠内容物;术前1天中午及晚、术日晨做清洁灌肠,灌肠宜选用细肛管,轻柔插入,禁用高压灌肠,以避免癌细胞扩散。c.抑制肠道细菌,术前3天口服甲硝唑、新霉素,肠道细菌被抑制时可致维生素K合成障碍,应同时肌内注射维生素K。

④ 术前其他准备:a.教会患者深呼吸、咳嗽、翻身和肢体运动方法;b.女患者术前3天每晚需冲洗阴道;c.手术前一晚10点后禁食、禁水;d. 备皮,包括肛门周围、会阴部及腹部;⑤术日晨放置导尿管、胃管等。

(二)术后护理

(1)首先了解患者麻醉方式、手术方式、术中出血情况、有无输血、手术过程有无意外及放置引流管种类、部位和引流状况。

(2)体位:术后神志清楚、生命体征稳定的患者,可改为半卧位,有利于腹腔引流。

(3)饮食:术后禁食,患者术后3天造口排气标志着肠蠕动功能恢复即可进流质饮食。后改为半流质饮食,一周后进软食,并少食多餐,循序渐进。

(4)严密观察病情变化:① 生命体征,每30 min监测一次,6～8 h后改为1 h 1次,平稳后延长间隔时间。② 引流管的护理:观察各个引流管引流是否畅通,并妥善固定防止受压、扭曲、堵塞,观察引流液颜色、性质、量并记录,观察伤口敷料渗血情况,胃肠减压管于术后第3天造口排气后拔除;留置导尿管于术后第8天拔除,拔管前先夹管,以训练膀胱肌肉张力;骶前引流管(图22-2)于术后第8天引流量少、色清时方可拔除。

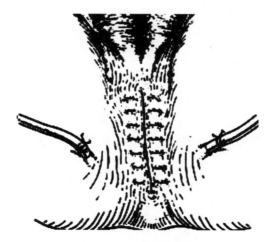

图22-2　骶前引流管

(5)应用抗生素:为防止切口或腹腔感染可使用有效的抗生素。

(6)切口护理:保持腹部及会阴部切口外层敷料的清洁干燥,如被污染或被血液渗湿,应及时更换,保持骶前引流管的有效引流。术后第 8 天起,用 1∶5000 高锰酸钾溶液作温水坐浴,每天 2 次。

(7) 肠造口护理:

① 肠造口的观察:正常造口外观黏膜色红润有光泽,如口腔黏膜一样,富有弹性(图 22-3);造口外观苍白时,提示患者血红蛋白过低;颜色青紫、暗红、发灰甚至发黑说明造口早期缺血,应立即采取相应措施处理并报告医生,缺血坏死多发生在术后 24 ～48 h,所以术后每天,尤其是术后两天内观察造口的血运情况更为重要。

② 造口袋的选择:从造口的类型、手术时间、个人习惯等方面来考虑。结肠造口者使用开口、闭口袋都可以,刚做完手术的人士,建议使用两件式透明造口袋,便于观察及护理造口。一件式造口袋价格较低,但清洗不便(图22-4);两件式造口袋可将袋子随时摘下清洗,保持清洁(图22-5)。闭口袋不用清洗,更换方便简单。

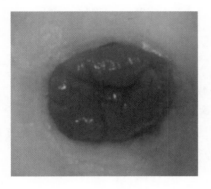

图 22-3 正常造口

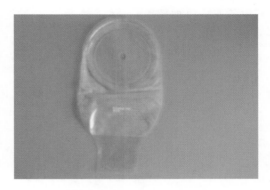

图 22-4 一件式造口袋

③ 造口袋的更换方法及指导(图22-6):剥脱—清洗—测量—裁剪—上袋(具体方法见实训指导:结肠造口护理操作)。

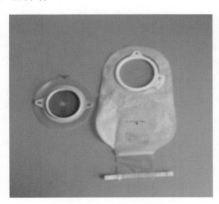

图 22-5 二件式造口袋

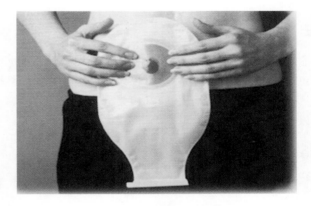

图 22-6 造口袋的应用

术后 1～2 天:护士观察造口血运,进行造口护理。

术后 3～4 天:让家属参与部分换袋操作,说明造口换袋的注意事项。

术后 5～8 天:让患者示范造口换袋。讲解造口及造口周围常见并发症及应对措施。

术后 9～10 天:让患者自己更换造口袋,指导患者购买造口袋、进行并发症的处理。

【效果评价】

(1) 疼痛减轻,能正确面对现实,接受治疗。

(2) 患者了解如何选择饮食,每天能摄取足够的能量。

(3) 接受排便方式的改变、结肠造口的存在,并视其为自己身体的一部分。

(4) 能自行护理造口,并能处理简单的造口并发症。

【健康教育】

(1) 教会患者造口的护理。

(2) 应摄入产气少、易消化的少渣食品,避免吞咽过快及饮用碳酸饮料,忌生冷、辛辣等刺激性食物。饮食必须清洁卫生,避免腹泻或便秘。腹泻时可使用收敛性药物如次碳酸铋,便秘时可自行扩肛或灌肠。

(3) 在适应新的排便方式后,可恢复日常生活和活动。

(4) 造口健康教育:具体如下。

① 衣服宽松避免压迫造口;避免腰带勒住造口。

② 饮食均衡、多样化,细嚼慢咽,减少胀气食品;多喝酸奶及绿叶蔬菜,少吃引起异味的食品、难消化的食品、容易致腹泻的食品。

③ 家中备齐造口护理用品;沐浴时,可贴袋淋浴,亦可不贴袋淋浴;睡觉时避免压迫造口;避免经常提举重物;避免剧烈运动。

④ 正常工作,正常社交,旅行时备足造口用品。

⑤ 术后 3 个月可适当行房事。

(5) 注意化疗的毒、副作用。定期到医院复查,以了解癌肿复发和转移情况。

(肖红琼)

案例二十三　痔患者的护理

一、病例

【病史】

患者石某,男,33 岁,农民,因"便血 1 个月余"于 2008 年 7 月 1 日入院。

患者于 1 个月前因饮酒后出现大便时出血,呈喷射状,色鲜红,量多,手纸擦时带血,与大便不相混,无疼痛,无肿物脱出,在当地医院行相关治疗(具体不详),效果欠佳,便血时轻时重反复发作,遂来院诊治,经门诊以"混合痔"收入我科。

【体格检查】

胸膝位肛门环状肿物横跨齿状线上下,皮肤黏膜覆盖表面,1 点、5 点、9 点处黏膜充血糜烂,肛诊无明显异常。

【辅助检查】

1. **ECG** 正常。

2. **肛镜检查** 黏膜充血、糜烂。

【医学诊断】

混合痔。

【住院经过】

患者入院后在完善术前各检查和给予较充分的准备后,包括心理护理、有关疾病和手术方式介绍、患者手术前后的具体配合方法及其意义等,患者情绪较稳定,一般情况尚好,于 2008 年 7 月 3 日在骶麻醉下行 PPH(直肠黏膜环切术),手术顺利,术后严密观察患者病情变化,尤其是生命体征的变化和肛门伤口渗血情况;给予持续吸氧,预防性应用抗菌药物、止血药;加强患者心理护理、生活护理、并发症观察和预防、术后康复指导等一系列治疗和护理措施;患者术后恢复较好,生命体征稳定;于术后 6 h 后改普食,勿食辛辣刺激食物,手术当天尽量不排便,第 2 天排便,便后指导中药坐浴,2 次/天,换药、微波治疗每日 1 次,住院 1 周后出院,定期复查。

二、护理

【护理诊断及合作性问题】

1. **焦虑** 与长期便血、患者害羞难于启齿有关。
2. **潜在并发症** 主要有贫血、手术后出血、伤口感染。
3. **知识缺乏** 患者缺乏痔的形成原因和预防知识。

【护理目标】

(1) 患者焦虑心理减轻,能够以平稳的心态面对疾病,积极配合医护人员治疗与护理。
(2) 并发症能够得到有效预防和妥善处理。
(3) 患者能说出有关痔的形成原因和预防知识。

【护理措施】

(一) 手术前护理

1. **心理护理** 解除思想顾虑,使患者以积极心态接受手术,提高对手术的耐受力。
2. **胃肠道准备** 术前晚吃少渣半流质食物,如稀饭、面条、汤粉等;晚 10 点后禁食禁水至次日手术前;遵医嘱术前晚用开塞露 20 mL 灌肠,排出肠道积存大便。
3. **术前晚患者应保证充足睡眠** 如失眠可在医生指导下口服镇静药物。
4. **手术前准备** 术日晨排尽大便后用温水清洗肛门,更换宽松衣裤,准备所需栓剂,遵医嘱给予术前用药,等待手术。

(二) 手术后护理

(1) 术后卧床休息,患者采取舒适体位。
(2) 术后可立即补充含糖饮料补充体力,如糖水、含糖果汁或豆浆等。手术当日进流质饮食。中餐可吃无油蒸鸡蛋。晚餐进食稀饭或面条(少油),中途适量饮水。术后 3 天可进半流质饮食,以高蛋白质、高维生素与高纤维饮食为主,如稀饭、财鱼汤、肉汤、青菜及协助通便的玉米、红薯等。禁烟、酒及辛辣刺激性食物,如生姜、胡椒等。第四天普食。
(3) 患者术后可自行起床小便。术后小便如呈蓝色,是因注射长效麻醉药所致,患者无需紧张。小便 2~3 次后即会转入正常。术后 24 h 内尽量限制不要大便,如要大便,尽早养成每日晨便的习惯,大便后应及时熏泡、换药,达到减少疼痛、预防出血、清洁伤口的目的,其方法如下:将药物按一定的浓度比例配制成药液,倒入坐浴盆(图 23-1)中,患者的臀部蹲坐在盆上部,先熏浴(图 23-2),待药液不烫手时,再将臀部浸泡在药盆中坐浴,时间为 15~20 min,水温为 38 ℃左右。
(4) 术后不适及并发症的观察。
① 恶心、呕吐:多为麻醉剂或麻醉性止痛剂引起的副作用,会随着麻醉作用的消失而减弱或停止。
② 伤口疼痛:翻身或起床排小便时,动作应慢,避免过度牵拉伤口引起疼痛。必要时遵医嘱给予镇静剂、去痛片。
③ 体位性低血压:多因麻醉剂扩张下肢血管引起。患者下床小便,不宜过早,动作应慢,并有人扶助。一旦发生一过性头晕、心慌、昏厥等症状应立即卧床休息并及时通知医务人员。
④ 尿潴留:多为麻醉剂副作用。术后 4~6 h 未排小便者,可口服或肌内注射新斯的明,针灸、热敷、按摩下腹部及听水流声等有助于排便,必要时导尿。

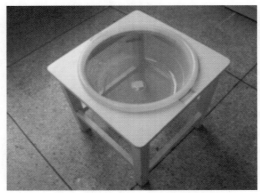

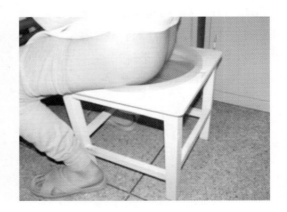

图 23-1　坐浴盆　　　　　　　　　　　　　　　　图 23-2　熏浴

⑤ 出血：术后观察伤口敷料，少许渗血为正常现象，可做局部处理。如存在活动性出血应立即通知医生处理。

【效果评价】

（1）患者情绪稳定，主动配合治疗和护理措施的落实。

（2）患者未发生并发症。

（3）患者掌握痔的形成原因和预防知识。

【健康教育】

（1）保持充足睡眠和休息，进行适当的活动。

（2）保持心情舒畅，避免情绪激动。

（3）饮食注意调配，食用高蛋白质、易消化且营养丰富的食物，忌食辛辣、刺激性食物。

（4）养成良好的卫生习惯，保持大便通畅，每日晨便，便后清洗肛门，保持清洁干燥。

（5）进行肛门功能锻炼，每日早晚练习提肛，其方法如下：每日清晨起来前、每晚入睡前和每次大便后，做提肛锻炼，可以平卧也可以站立、坐或蹲，配合呼吸，吸气时收住肛门 3～5 s，呼气时放松肛门 10 s，间隔少许，再重复做一次，一般 5 次为一组，每次锻炼 3～5 组。

（冯继云）

案例二十四　肝癌患者的护理

一、病例

【病史】

患者张某，男，64 岁，已婚，个体商户。因体检发现肝占位性病变 7 天，于 2009 年 6 月 3 日入院。

患者于 2009 年 5 月 26 日体检行肝胆 B 超检查时发现肝右叶占位性病变，无发热、恶心、呕吐、腹胀、腹痛、消瘦、乏力等不适，为进一步诊治入院。

【体格检查】

患者神志清楚，焦虑不安，营养良好，微胖体型。体温 36℃，脉搏 88 次/分，呼吸 20 次/分，血压 120/70 mmHg。全身皮肤黏膜无黄染，浅表淋巴结无肿大，心肺无明显异常，腹平软，全腹无压痛及反跳痛,腹部未触及异常肿块,肝脾肋下未及,肝区叩痛(一)。

【辅助检查】

1. 实验室检查 红细胞 4.16×10^{12}/L,白细胞 5×10^9/L,中性粒细胞 66.3%,总胆红素 $9.3\ \mu$mol/L,直接胆红素 $3.6\ \mu$mol/L,间接胆红素 $6\ \mu$mol/L,总蛋白 72 g/L,白蛋白 40 g/L,谷氨酸氨基转移酶 $46\ \mu$/L,丙氨酸氨基转移酶 $15\ \mu$/L,天门冬氨酸氨基转移酶 20 U/L。凝血酶原时间 12.2 s,部分凝血酶原时间 27.7 s。

2. CT 示肝右叶占位性病变。

3. 甲胎蛋白 $105\ \mu$g/mL。

【医学诊断】

术前诊断:肝占位性病变。

术后诊断:肝癌。

【住院经过】

患者入院后完善术前各项检查,做好心理护理,讲解手术方式及效果、患者手术前后的注意事项及配合要点等,患者情绪较稳定,一般情况尚好。于 2009 年 6 月 6 日在全麻醉下行右肝肿瘤切除术,术中见右肝后叶有一 3 cm×3 cm×3 cm 的肿瘤,界清,有包膜,余未见明显异常,手术顺利。术后予以止血、护肝、预防感染、对症治疗。术后密切观察患者的生命体征变化和伤口渗血情况;给予禁饮禁食、静脉输液应用抗生素及保持水、电解质平衡,做好胃肠减压管、腹腔引流管及留置导尿管的护理;给予心理护理,协助生活护理,指导患者术后活动;同时加强术后并发症的预防和观察。患者术后生命体征平稳,恢复良好;该患者术后 1~3 天发热,但不超过 38.5 ℃,第 4 天后体温降至正常;导尿管于术后第 3 天拔除,能自行解尿;术后第 2 天肠蠕动恢复,第 3 天拔除胃管,进食低脂流质饮食后无不适,术后第 5 天起进食半流质饮食;腹腔引流管术后第 5 天拔除。术后病检示:(右部分肝)肝细胞癌。术后未出现并发症。伤口愈合佳,于 2009 年 6 月 20 日出院。

二、护理

【护理诊断及合作性问题】

1. 疼痛 与手术创伤有关。

2. 焦虑/恐惧 与担心手术效果和预后有关。

3. 潜在并发症 肝性脑病、出血、胆漏、感染等。

【护理目标】

(1) 患者疼痛减轻。

(2) 患者焦虑得到改善,情绪稳定,能积极配合手术治疗。

(3) 并发症得到有效预防和妥善处理。

【护理措施】

(一) 手术前的护理

1. 心理护理 关心、同情患者,密切与患者沟通,鼓励患者说出自己的想法和看法,有针对性地进行解释和安慰,消除患者焦虑不安、恐惧及紧张心理,愉快地接受治疗与护理。

2. 饮食指导 进高蛋白质、高热量、高维生素、低脂肪的饮食,术前禁食 12 h,禁水 4 h。

3. 术前健康指导 讲解术后有效咳嗽的重要性,训练患者深呼吸及有效咳嗽并戒烟,预防呼吸道感染;训练患者床上排便。

4. 完善相关检查 术前应常规做重要脏器功能检查,包括心、肺、肝、肾功能检查。

5. 做好手术区的备皮 备皮的范围:上起乳头连线,下至耻骨联合,两侧至腋后线。

6. 肠道准备 术前一日下午口服蓖麻油 20 mL,术前晚灌肠一次。

7. 其他 术日晨留置胃管、导尿管等。

（二）手术后护理

1. 体位 麻醉未清醒前去枕平卧,头偏向一侧,保持呼吸道通畅,第 2 天血压平稳后取半卧位,以利于患者呼吸、循环功能的改善,也有利于腹腔渗液、渗血的引流。不宜过早起床活动,但可卧床活动,鼓励患者深呼吸,避免剧烈咳嗽,防止肝断面出血。术后第 6 天开始下床活动。

2. 严密观察患者生命体征及切口情况 心电监护 24 h,观察伤口敷料渗血情况,手术后 48～72 h 给予氧气吸入。

3. 禁食、胃肠减压 在肠蠕动功能恢复之前,患者应予禁饮食、胃肠减压,禁食期间给予补液,维持体液平衡,补充营养。

4. 止痛 切口疼痛影响患者情绪和休息时,遵医嘱给予适量镇痛药。

5. 加强各种管道的护理 腹腔引流管和留置导尿管应妥善固定,保持引流通畅,避免受压、折叠、扭曲或滑脱,造成引流管效能降低;注意观察并记录引流液的颜色、性质及量,若有异常应及时向医生报告（图24-1）。

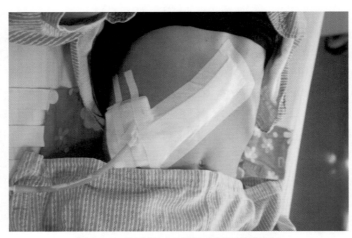

图 24-1 肝癌手术后切口及腹腔引流管

6. 预防感染 术后使用抗生素防止肝创面、胸部、腹部及切口感染,观察患者的体温、脉搏和腹部情况。

7. 加强基础护理 每日更换引流袋、氧气管及湿化瓶,行口腔、尿道口护理,使用气垫床防止压疮的发生。

8. 密切观察术后肝功能变化 术后早期密切观察患者有无嗜睡、烦躁不安等肝昏迷前驱症状,注意血氨的变化。按医嘱行护肝治疗。

9. 积极防治术后各种并发症 积极防治出血、感染和胆漏等。

【效果评价】

（1）患者术后疼痛控制较好,未影响患者情绪和休息。

（2）患者焦虑情绪减轻,无恐惧情绪表现,对疾病有一定的了解,积极配合治疗。

（3）未发生术后并发症。

【健康教育】

（1）注意营养:鼓励患者多吃易消化、富含蛋白质、低脂肪的食物,不宜暴饮暴食。保持大便通畅,避免便秘。

（2）心理支持：对患者给予情绪上的支持，鼓励患者和家属共同面对疾病、相互扶持，树立战胜疾病的信心，使患者能够配合治疗。

（3）嘱患者和家属注意有无水肿、体重减轻、出血倾向、黄疸、疲倦等症状，一旦发现应及时就诊；定期复查，了解疾病发展变化；不适随诊。

（4）遵医嘱进行化疗或放疗。

（李翠林）

案例二十五　胆石症患者的护理

一、病例

【病史】

患者范某，女，49 岁，已婚，教师，右上腹疼痛伴尿黄 7 天，于 2008 年 5 月 14 日入院。

患者无明显诱因于 7 天前开始感右上腹持续性疼痛，疼痛程度不剧烈，不向他处放射。无恶心呕吐，无腹泻，无发热，曾在我院就诊，腹部 MRI 示"胆囊炎并胆囊结石，肝内外胆管结石"。门诊未作特殊处理，以"胆囊炎并胆囊结石，肝内外胆管结石"收治入院。

【体格检查】

患者神志清楚，全身皮肤、巩膜明显黄染，体温 38 ℃，脉搏 102 次/分，呼吸 23 次/分，血压 105/70 mmHg，腹部平软，右上腹压痛，莫氏征（＋），无反跳痛。

【辅助检查】

1. 实验室检查　白细胞 19.3×10^9/L，中性粒细胞 89.1%。

2. B 超检查　胆囊炎并胆囊结石，肝内外胆管结石。

3. MRI　胆囊炎并胆囊结石，肝内外胆管结石。

【医学诊断】

胆囊炎并胆囊结石，肝内外胆管结石。

【住院经过】

患者入院后，给予解痉、抗感染、护肝支持等治疗，完善相关术前检查，做好术前准备（包括心理护理、术前常规准备），于 2008 年 5 月 21 日 8 时在全麻下为患者行胆囊切除＋胆总管切开取石＋T 管引流术。术后给予心理护理，保证休息和睡眠，继续抗感染治疗，持续胃肠减压，行补液支持治疗，使用药物止痛，加强 T 管、腹腔引流管和留置导尿管护理。患者生命体征平稳，胆汁引流通畅。术后第 1 天拔除导尿管后患者可自行排尿；术后第 2 天拔除腹腔引流管；术后第 3 天肠蠕动恢复，肛门开始排气，拔除胃肠减压管，开始进半流质饮食；术后第 9 天切口拆线，愈合好，无并发症。术后第 12 天开始夹闭 T 管，夹管后无不适感，第 15 天 T 管造影证实胆总管通畅后，拔除 T 管。2008 年 6 月 9 日治愈出院。

二、护理

【护理诊断及合作性问题】

1. 焦虑/恐惧　与胆道疾病反复发作、复杂的检查和担心治疗效果有关。

2. 疼痛 与胆石症梗阻和炎症刺激有关。

3. 有体液不足的危险 与 T 管引流及并发 ACST 发生休克有关。

4. 有皮肤完整性受损的危险 与梗阻性黄疸、引流物的刺激及创伤性检查有关。

5. 知识缺乏 与缺乏胆石症手术治疗的知识有关。

6. 潜在并发症 休克、出血、胆囊穿孔、肺炎等。

【护理目标】

（1）稳定患者情绪,焦虑/恐惧心理减轻。

（2）疼痛得到缓解。

（3）维持水、电解质及酸碱平衡,预防体液的紊乱。

（4）减轻瘙痒,减少皮肤的刺激,维持皮肤的清洁和完整。

（5）增加患者有关胆石症手术的保健知识。

（6）预防和及时发现手术后并发症。

【护理措施】

（一）手术前护理

1. 心理护理 患者对术前的各种检查、手术方式以及手术的预后不了解,产生紧张、焦虑、恐惧或悲观情绪,应作出相应的护理。

（1）护士应根据患者的具体疾病情况,说明疾病的特点、手术治疗的重要性和必要性,增加患者对疾病知识的了解。

（2）为患者创造良好的环境,保持适宜的室内温度与湿度,促进睡眠,减轻焦虑情绪。

2. 疼痛的护理 患者在疼痛发作时,应采取各种措施以减轻或解除疼痛。

（1）卧床休息,协助患者采取舒适的体位,可采用下肢弯曲的仰卧位或侧卧位,以减轻腹壁紧张,使腹痛减轻。

（2）对患者的主诉采取同感性倾听,以减轻患者焦虑心态,降低不适。

（3）协助应用止痛药物,可用阿托品、654-2 等药物,但应禁用杜冷丁等麻醉性镇痛药物,以免掩盖病情。

3. 入院后立即完善术前相关检查和准备 禁饮食、上胃管行胃肠减压、上留置导尿管、手术区皮肤准备并积极补充液体和电解质,以维持水、电解质及酸碱平衡。

（二）手术后护理

1. 病情观察

（1）生命体征 观察生命体征,尤其是心率和心律的变化。手术后患者意识恢复慢时,注意有无因肝功能损害、低血糖、脑缺氧、休克等所致的意识障碍。

（2）观察、记录有无出血和胆汁渗出 包括出血量和速度、有无休克征象。胆管手术后易发生出血,量少时,表现为柏油样便或大便隐血;量大时,可导致出血性休克。若有发热和严重腹痛,可能为胆汁渗漏引起的胆汁性腹膜炎,须立即报告医师处理。

（3）黄疸程度、消退情况 观察和记录大便的颜色,检测胆红素的含量,了解胆汁是否流入十二指肠。若黄疸加重,可能有胆汁引流不畅。

2. T 管引流的护理 胆总管探查＋切开取石术后,在胆总管切开处放置 T 管引流,一端通向肝管,一端通向十二指肠,由肠壁戳口穿出体外,接引流袋。主要目的:① 引流胆汁,胆总管切开后,可引起胆管水肿,胆汁排出受阻,胆总管内压力增高,胆汁外漏可引起胆汁性腹膜炎、膈下脓肿等并发症;②引流残余结石,将胆囊管及胆囊内残余结石,尤其是泥沙样结石排出体外,术后也可经 T 管行溶石、造影等;③ 支撑胆道,避免术后胆总管切口瘢痕狭窄、管腔变小、粘连狭窄等(图 25-1)。

（1）妥善固定 术后除用缝线将 T 管固定于腹壁外,还应用胶布将其固定于腹壁皮肤,但一般固定于

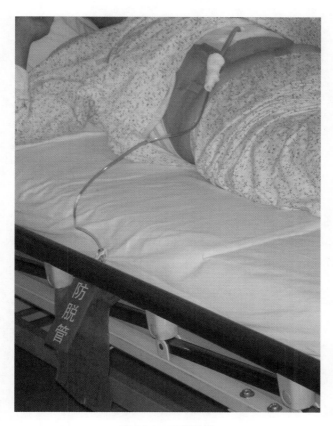

图 25-1 T 管引流

床上,以防因翻身、活动、搬动时牵拉而脱出。

（2）保持有效引流　平卧时引流管的高度不能高于腋中线,站立或活动时应低于腹部切口,以防胆汁逆流引起感染。若引流袋的位置太低,可使胆汁流出过量,影响脂肪的消化和吸收。T 管不可受压、扭曲、折叠,经常予以挤捏,保持引流通畅。若术后 1 周内发现阻塞,可用细硅胶管插入管内行负压吸引。1 周后,可用生理盐水加庆大霉素 8 万 U 低压冲洗。

（3）观察并记录引流液的颜色、量和性质　正常成人每日的胆汁分泌量为 800～1200 mL,呈黄色或黄绿色,清亮无沉渣。术后 24 h 内引流量为 300～500 mL,恢复饮食后,可增至每日 600～700 mL,以后逐渐减少至每日 200 mL 左右。术后 1～2 天胆汁呈浑浊的淡黄色,以后逐渐加深、清亮,呈黄色。若胆汁突然减少甚至无胆汁流出,则可能有受压、扭曲、折叠、阻塞或脱出。应立即检查,并通知医生及时处理。若引流量多,提示胆管下端有梗阻的可能。

（4）预防感染　严格执行无菌操作;应每天更换无菌引流袋一次;引流管周围皮肤每日以 0.5% 碘伏消毒,管周垫无菌纱布,防止胆汁浸润皮肤引起发炎、红肿。行 T 管造影后,应立即接好引流管进行引流,以减少造影后反应和继发感染。

（5）拔管:患者于术后第 15 天无腹痛、发热,黄疸消退,血常规、血清黄疸指数正常,胆汁引流量减少至 200 mL、清亮,胆管造影证实胆管无狭窄、结石、异物,胆管通畅,夹管试验无不适,即拔出 T 管。残留窦道用凡士林纱布堵塞,1～2 天内自行闭合。

3. 并发症的观察和预防及护理

（1）黄疸　密切观察术后皮肤黏膜黄染情况,发现异常及时报告医生。并遵医嘱肌内注射维生素 K。将患者指甲剪短,防止因黄疸所致皮肤瘙痒时抓破皮肤。以温水擦洗皮肤,保持清洁。

（2）出血　观察患者出血量,若每小时出血大于 100 mL,持续 3 h 以上,或患者有血压下降、脉细速、面色苍白等休克征象,应立即与医生联系,并立即配合医生进行抢救。

（3）胆瘘　注意观察腹腔引流情况,若患者切口处有黄绿色胆汁样引流物,且速度在每小时 50 mL 以上者,应疑有胆漏,立即与医生联系协助处理。鼓励进低脂、高蛋白质、高维生素饮食,少量多餐。

【效果评价】

(1) 患者情绪稳定,焦虑/恐惧心态解除,积极配合治疗。

(2) 疼痛缓解。

(3) 维持水、电解质及酸碱平衡。

(4) 患者的皮肤清洁完整,未发生损伤。

(5) 患者了解有关胆石症的手术与康复知识。

(6) 未发生手术后并发症。

【健康教育】

(1) 指导患者选择低脂、高糖、高蛋白质、高维生素、易消化的饮食,忌油腻食物及饱餐。

(2) 告知患者胆石症复发率高,若出现腹痛、黄疸、发热、厌油腻等症状时,应立即到医院就诊。

(3) 规律生活,劳逸结合,保持情绪稳定。

(夏　萍)

案例二十六　急性胰腺炎患者的护理

一、病例

【病史】

患者赵某,男,38岁,已婚,职员,因突发上腹部疼痛十余小时,于2008年12月18日急诊入院。

患者于十余小时前饮酒后突感上腹部疼痛,为持续性胀痛,阵发性加重,并向腰背部放射,有束带感,伴恶心未吐,在外院经抗感染、镇痛治疗后,腹痛无好转,遂来我院就诊。检查血淀粉酶1768 U/L,B超检查显示"胰腺炎",为进一步诊治急诊入院。

【体格检查】

患者神志清楚,急性面容,皮肤、巩膜无黄染,浅表淋巴结无肿大。体温37.8 ℃,脉搏100次/分,血压135/79 mmHg,呼吸25次/分,两肺呼吸音清。腹部略膨隆,未见肠型及蠕动波,上腹正中压痛明显,局部腹肌紧张,无反跳痛,墨菲征(一),肝脾肋下未及,肠鸣音正常,双肾区无叩击痛。

【辅助检查】

1. B超检查　胰腺炎。

2. 血常规　白细胞$16.9×10^9$/L,中性粒细胞80.3%。

3. 血淀粉酶　1768 U/L。

4. MRI＋MRCP检查　胰周广泛渗出,急性胰腺炎。

5. 尿淀粉酶　6289 U/L。

【医学诊断】

急性出血坏死性胰腺炎。

【住院经过】

患者入院后完善相关检查,密切观察病情变化,禁食、禁水,持续胃肠减压;给予抗感染、抑酸、抑酶(生长抑素)、支持等治疗;2008 年 12 月 20 日腹部外敷芒硝;12 月 22 日用开水 50 mL 泡大黄 15 g 经胃管注入,每日一次;12 月 29 日拔除胃管,继续禁食,行补液对症治疗;2009 年 1 月 2 日停用生长抑素,1 月 3 日 9 时为患者在胃镜下置鼻肠管行肠内营养,每天自鼻肠管滴入低脂流质食物 2000～2500 mL,无恶心呕吐,未诉腹痛;1 月 18 日复查上腹部 MRI 胰腺肿胀较之前好转,胰腺周围渗出明显吸收;1 月 19 日复查血常规、血生化无异常;2 月 1 日拔出鼻肠管,经口腔进低脂饮食后未感明显不适,于 2 月 3 日出院。

二、护理

【护理诊断及合作性问题】

1. 疼痛 与胰腺及其周围组织炎症刺激有关。

2. 有体液不足的危险 与渗出、呕吐、禁食有关。

3. 营养失调:低于机体需要量 与呕吐、禁食、胃肠减压和大量消耗有关。

4. 知识缺乏 缺乏疾病防治及康复相关知识。

5. 潜在并发症 MODS、感染、出血、胰瘘或肠瘘等。

【护理目标】

（1）患者疼痛减轻或得到控制。

（2）患者体液得以维持平衡。

（3）患者营养得到补充,营养状况得以维持。

（4）患者掌握与疾病及康复有关的知识。

（5）并发症得到预防、及时发现和处理。

【护理措施】

1. 疼痛护理 禁食、胃肠减压,以减少胰液的分泌,减轻胰液对周围组织的刺激。遵医嘱给予抗胰酶药、解痉药及止痛药。协助患者变换体位,使之膝关节弯曲、靠近胸部以缓解疼痛;按摩背部以增加舒适感。

2. 补液护理 密切观察患者生命体征、意识状态、皮肤黏膜和色泽;准确记录 24 h 出入水量和水、电解质失衡情况;注意特殊用药如胰岛素等剂量及用药后反应。补液过程中,若患者突然烦躁不安、面色苍白、四肢湿冷、脉搏细弱、血压下降、少尿或无尿时,提示已发生休克,应立即通知医师,同时备好抢救物品,给予休克体位,注意保暖,加盖被、毛毯等。

3. 维持营养素供给 观察患者营养情况,如皮肤弹性、上臂肌皮皱厚度、体重等。禁食期间,根据医嘱给予营养支持;病情稳定、淀粉酶恢复正常、肠麻痹消除后,通过鼻肠管给予肠内营养,不足部分由胃肠外营养补充;肠内、外营养液输注期间需加强护理,避免导管性、代谢性或胃肠道并发症;无不良反应,逐步过渡到全肠内营养和经口进食;开始进食少量米汤或藕粉,再逐渐增加营养,但限制高脂肪膳食。

4. 心理护理 患者由于发病突然,病情进展迅速,又在重症监护病房治疗,常会产生恐惧心理。应为患者提供安全舒适的环境,了解患者的感受,耐心解答患者问题,讲解有关疾病治疗和康复的知识,配合患者家属,帮助患者树立战胜疾病的信心。

5. 并发症的观察和护理

1）多器官功能障碍 常见的有急性呼吸窘迫综合征和急性肾功能衰竭。

（1）急性呼吸窘迫综合征 观察患者呼吸型态,根据病情,监测血气分析;若患者出现严重呼吸困难及缺氧症状,给予气管插管或气管切开,应用呼吸机辅助呼吸并做好气道护理。本病例未出现。

（2）急性肾功能衰竭 详细记录每小时尿量、尿比重及 24 h 出入液量。遵医嘱静脉滴注碳酸氢钠,应用利尿剂或作血液透析。本病例未出现。

2）感染

（1）加强观察和基础护理 检测患者体温和血白细胞计数;协助并鼓励患者定时翻身,深呼吸、有效咳嗽及排痰；加强口腔和尿道口护理。

（2）维持有效引流　留置胃管期间，引流装置正确连接、固定；防止引流管扭曲、堵塞和受压；注意无菌操作，观察记录胃管引流液的颜色、性质和引流量。

（3）根据医嘱，合理应用抗菌药物。

3）出血　重症急性胰腺炎可使胃肠道黏膜防御能力减弱，引起应激性溃疡出血。应定时监测血压、脉搏；观察患者的排泄物、呕吐物和引流液色泽，若引流液呈血性，并有脉搏细速和血压下降，可能为大血管受腐蚀破裂引起的继发出血；若因胰腺坏死引起胃肠道穿孔、出血，应及时清理血迹和引流的污物，立即通知医师，遵医嘱给予止血药和抗菌药物等，并做好急诊手术止血的准备。本病例未出现。

【效果评价】

（1）患者腹痛减轻至消失，情绪稳定，能积极配合治疗和护理。

（2）患者体液维持平衡。

（3）患者未发生负氮平衡及营养不良。

（4）患者及家属了解胰腺炎防治及康复相关知识。

（5）未发生并发症。

【健康教育】

（1）帮助患者及家属正确认识胰腺炎，强调预防复发的重要性。出院后4～6周，避免举重物和过度疲劳。避免情绪激动，保持良好的精神状态。

（2）胰腺炎与暴饮暴食和嗜酒有关。患者首要的是戒酒，养成良好的饮食习惯，摄入低脂、清淡饮食。

（3）指导患者遵医嘱服药并了解服药须知，如药名、作用、剂量、不良反应和注意事项。

（夏　萍）

案例二十七　　单纯性下肢静脉曲张患者的护理

一、病例

【病史】

患者王某，男，49岁，已婚，农民，因右下肢浅表静脉扩张、迂曲27年，于2009年6月22日入院。

患者于27年前无明显诱因出现右下肢浅表静脉扩张、迂曲，以小腿内侧为主，不伴右下肢疼痛、红肿等，近年来右下肢浅表静脉扩张、迂曲渐渐加重，并出现行走后右下肢胀痛无力、右下肢内侧瘙痒不适、伤口难以愈合等情况。门诊右下肢静脉造影示：右下肢静脉曲张（重度），并深静脉瓣膜功能不全。为进一步诊治收治入院。

【体格检查】

右大腿及右小腿内侧可见浅表静脉扩张、迂曲呈团状，以右小腿内侧及踝关节周围为重，右小腿内侧皮肤色素沉着，足靴区可见2 cm×2 cm慢性溃疡，表面结有痂壳（图27-1），右小腿较左侧增粗，右下肢皮温、动脉搏动、感觉及运动功能基本正常。

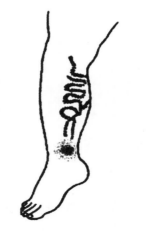

图 27-1　下肢浅静脉曲张及
踝部慢性溃疡

【辅助检查】

1. 下肢深静脉通畅试验（Perthes 试验） 患者站立，待下肢曲张静脉充分充盈后，在大腿上 1/3 处扎止血带，以阻断大隐静脉回流，嘱患者用力伸屈膝关节连续 20～30 次，在活动后浅静脉曲张更加明显，甚至有胀痛，说明深静脉不通畅（图 27-2）。

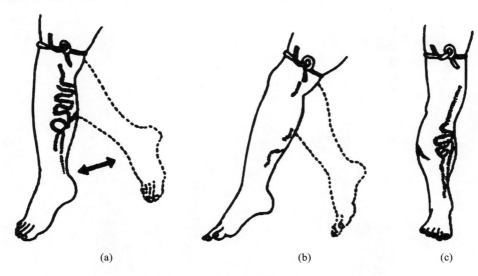

(a)   (b)   (c)

图 27-2 Perthes 试验

2. 门诊右下肢静脉造影 示右下肢静脉曲张（重度），并深静脉瓣膜功能不全。

【医学诊断】

右下肢静脉曲张（重度），并深静脉瓣膜功能不全。

【住院经过】

患者平诊入院，完善术前各项检查，做好心理护理、讲解手术方式、患者手术前后的注意事项及配合要点等，患者情绪稳定，一般情况好。于 2009 年 6 月 24 日在连硬外麻醉下行右下肢深静脉瓣膜成形加浅静脉分段结扎剥脱术。术后严密观察患者病情变化，尤其是生命体征的变化、伤口引流及愈合状况；给予低流量吸氧、预防性应用抗生素；加强心理护理、伤口及引流管护理、导尿管护理、并发症预防和观察、术后康复指导等一系列治疗和护理措施；患者术后生命体征稳定，于术后当天下午 6 点恢复饮食，当晚停止吸氧；术后第 2 天上午拔除导尿管后自行解尿；术后第 4 天分别拔除伤口引流管；术后第 14 天伤口拆线，愈合良好，患者无术后并发症。

二、护理

【护理诊断及合作性问题】

1. 活动无耐力 与静脉曲张有关。
2. 皮肤完整性受损 与下肢皮肤营养障碍有关。
3. 知识缺乏 缺乏有关本病预防和治疗的知识。
4. 潜在并发症 慢性溃疡引起曲张静脉破裂出血、感染、下肢水肿、深静脉血栓形成等。

【护理目标】

（1）患者的活动耐力逐渐增加。
（2）右下肢皮肤的完整性良好。

（3）患者了解本病的特点，掌握预防措施。

（4）发生并发症的危险性降低，并发症能被及时发现和处理。

【护理措施】

（一）手术前护理

（1）心理护理：由于病程长、慢性溃疡经久不愈及担心预后，患者常会产生恐惧、焦虑的情绪，应为患者提供安静舒适的环境，多与患者交流，讲解有关疾病的知识，帮助患者树立战胜疾病的信心。

（2）做好手术区备皮，范围包括整个患肢、会阴部及腹股沟区（图27-3）。

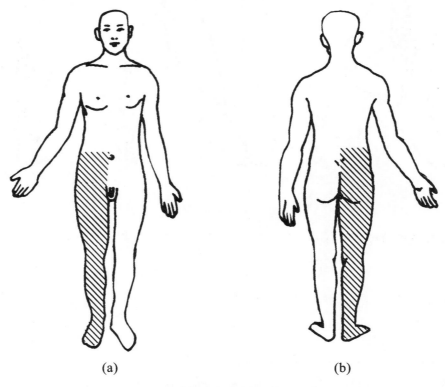

(a)　　　　　　　　　　　　　(b)

图 27-3　下肢静脉曲张手术区备皮的范围

（3）因患肢水肿，术前抬高患肢，以利于减轻水肿。

（4）小腿慢性溃疡治疗：保持局部清洁卫生，可用等渗盐水湿敷创面或患处用 1∶5000 高锰酸钾溶液浸泡，每天 2～3 次，应用抗生素。

（二）手术后护理

（1）观察伤口情况，保持伤口敷料整洁、干燥，如有切口渗血应及时更换敷料（图27-4）。

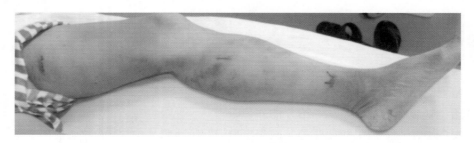

图 27-4　下肢静脉曲张手术后伤口

（2）卧床期间应抬高患肢 30°，指导患者做足背伸屈运动，以促进下肢静脉血液回流；鼓励患者早期下床活动，预防下肢深静脉血栓形成。

（3）术后应用弹力绷带加压包扎，松紧度应合适，以不妨碍关节活动、能扪及足背动脉搏动和保持足部正常皮肤温度为宜,术后第 3 天适当放松,一般需维持 2 周。

（4）预防感染,遵医嘱使用抗生素。

【效果评价】

（1）患者的活动耐力增加。

（2）右下肢溃疡愈合,手术切口愈合。

（3）患者掌握本病的预防知识及措施。

（4）无并发症发生。

【健康教育】

（1）避免长时间站立和行走,休息时尽量抬高患肢。

（2）保持大小便通畅,预防上呼吸道感染以避免咳嗽等,避免腹内压增高。

（3）术后应继续穿弹力袜或使用弹力绷带包扎 1～3 个月。平时保护好患肢,防止受伤。

（杨志敏）

脑外科护理技术

案例二十八　颅脑肿瘤患者的护理

一、病例

【病史】

患者张某,女,54岁,已婚,农民,因头昏2周,头痛、恶心、呕吐4日于2009年4月8日入院。

患者2周前无明显诱因感头昏、舌部发麻,无视物旋转,无恶心、呕吐,未诊治,4日前患者开始出现头痛,呈持续性钝痛,伴恶心、呕吐、四肢乏力,行头颅CT检查发现:右颞叶占位病变。为进一步治疗收治入院。

患者平素体健,吸烟,否认药物过敏史。

【体格检查】

患者神志清醒,语言缓慢,计算力减退,反应略迟钝,双侧瞳孔直径各为2.5 mm,对光反射正常,体温36.5℃,脉搏58次/分,呼吸20次/分,血压14/11.7 kPa(105/88 mmHg)。双侧鼻唇沟对称,伸舌居中,颈软,心肺听诊无异常,腹平软,无压痛,左侧肢体肌力Ⅳ级,右侧肢体肌力Ⅴ级,肌张力正常,左侧腹壁反射减退,左下肢腱反射活跃,左足巴宾斯基征(+)。

【辅助检查】

1. **胸片**　双肺纹理增多,心膈未见明显异常。
2. **ECG**　窦性心动过缓。
3. **头颅 MRI**　右颞叶占位,星形细胞瘤(3～4级)可能性大。

【医学诊断】

右颞叶胶质瘤。

【住院经过】

患者入院后在完善术前各项检查和给予较充分的术前准备后(包括心理护理、有关疾病和手术方式介绍,患者手术前后的具体配合方法及其意义等),患者情绪较稳定,一般情况尚好,于2009年4月12日在全麻下行右颞叶胶质瘤切除术,行脑室引流,术后给予止血、抗感染、脱水防止脑水肿、对症支持治疗,引流管于术后48 h拔除,术后1周病理报告显示:星形细胞瘤4级,术后第10天头部伤口愈合良好,拆线。2009年5月5日转入肿瘤科进行放疗、化疗。

二、护理

【护理诊断及合作性问题】

1. **潜在并发症**　脑疝,与颅内占位引起的颅内高压有关。

2. 知识缺乏 缺乏所患疾病的相关知识。

3. 有受伤的危险 与癫痫发作、幻觉、幻视、记忆力减退有关。

4. 语言沟通障碍 定向力障碍。

5. 有皮肤完整性受损的危险 与意识障碍、感觉障碍、躯体活动障碍有关。

【护理目标】

（1）护士及时发现、处理并发症。

（2）患者能够积极配合治疗。

（3）患者有专人陪伴。

（4）患者能有效地与医护人员进行沟通。

（5）患者保持皮肤完整，不发生压疮。

【护理措施】

（一）手术前护理

1. 心理护理 有针对性地做好患者的心理护理，消除患者对手术的紧张、恐惧心理，如给患者讲解手术方法，让其探望同期住院患相同疾病的成功病例，让患者心中有数，树立信心。

2. 术前检查和饮食护理 术前应常规做重要脏器功能检查，包括心、肺、肝、肾功能，同时应改善患者营养状况，给予高热量、高蛋白质、高维生素饮食，以减少术中意外和术后并发症的发生。

3. 做好手术区的备皮 术前3日剪短头发，并每天洗头一次，术前2 h剃尽全部头发及项部毛发，保留眉毛，剃后洗头，并戴清洁帽子(图28-1)。

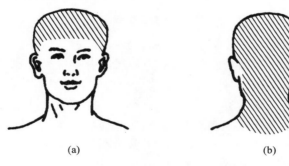

(a)   (b)

图28-1 颅脑手术区备皮的范围

4. 其他准备 呼吸道准备，劝其戒烟，以减少呼吸道分泌物。指导患者床上大小便，皮试备血等。

5. 手术晨准备 测体温、脉搏和呼吸，如有异常及时与医生联系；嘱患者脱去内衣，换上干净的病服，并让患者排空膀胱；按医嘱给予术前用药；准备好病历、CT、MRI片等以便带入手术室。

（二）手术后护理

1. 病情观察 患者术毕转回术后隔离室，立即测量血压、脉搏、呼吸、瞳孔，向麻醉师了解手术中的情况。以后每隔15～30 min测量血压、脉搏、呼吸一次，清醒后按医嘱每1 h、2 h一次，同时注意观察意识、瞳孔及肢体的变化。如发现瞳孔不等大、血压偏高、脉搏和呼吸减慢，应及时报告医生，可能是出现术后血肿或脑水肿。

2. 保持呼吸道通畅 麻醉未清醒前平卧，头转向健侧，口中放置通气道，并将肩部抬高，头向后仰，可防止舌后坠。清醒后可取头高位。注意观察患者，若出现不耐管或咳嗽反射时，及时通知医生拔除气管插管，及时清除口腔及上呼吸道的分泌物，并注意观察呼吸的幅度和频率，观察有无呼吸困难、发绀、痰鸣音等，发现异常及时通知医生。全麻清醒前的患者容易出现舌后坠、喉痉挛、呼吸道分泌物堵塞、误吸呕吐物等引起呼吸道梗阻。如果突发梗阻性呼吸停止，应立即行气管插管或采用16号针头做环甲膜穿刺，再行气管切开，呼吸机辅助呼吸。

3. 保持循环系统的稳定 麻醉药和手术创伤对循环系统的抑制不因为手术结束而消除。因此，麻醉后应继续对循环系统进行监测。术后要准确记录出入量,观察皮肤的温度、颜色和湿润度。根据血压、脉搏、尿量及末梢循环情况,调节输液量及速度,防止输液过多或不足。

4. 伤口护理

(1)手术后应严密观察伤口渗血、渗液情况。如渗血、渗液多,应及时更换敷料,大量渗液要报告医生。

(2)保持引流通畅:脑室引流管要妥善固定好,防止脱出,注意引流袋的高度,引流袋固定高度为高出脑室平面 15 cm 左右(图 28-2);注意观察引流液的颜色、量;翻身时注意引流管不要扭曲、打折,保持引流通畅,如发现引流不通畅时及时报告医生处理。

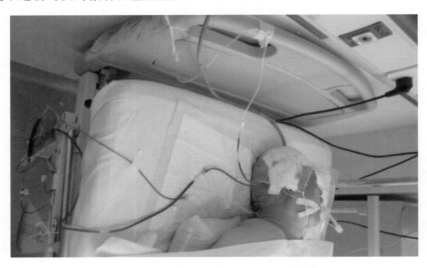

图 28-2　脑室引流

5. 防止意外损伤　麻醉恢复过程中患者可出现兴奋、躁动不安,为防止患者坠床及其他意外事故的发生,注意约束好四肢,必要时遵医嘱肌内注射镇静剂。如果患者异常兴奋、躁动,往往提示有术后脑水肿、颅内血肿等严重并发症,应及早发现并处理。如果患者突发癫痫,除通知医生、静脉用药外,首先要注意患者的呼吸,及时解除口腔及呼吸道梗阻。

6. 加强基础护理　每 2 h 翻身一次,按摩受压部位,防止压疮发生;患者做深静脉穿刺,应及时观察静脉输液是否通畅,穿刺部位有无渗血、渗液,及时更换敷料;术后要按时输入脱水剂,20% 甘露醇 250 mL,半小时内输入,合理应用抗生素,防止感染。

7. 饮食护理　加强营养,给予高蛋白质、高热量、高维生素的饮食,术后 1~2 天给予流质饮食,以后逐渐改半流质饮食、普食。

【效果评价】

(1)患者对疾病的相关知识有所了解并积极配合完成术前准备,于 2009 年 4 月 12 日进行手术;术后能说出相关康复知识的内容。

(2)无语言沟通障碍。

(3)未发生脑疝、压疮等并发症。

【健康教育】

告知患者保持情绪稳定,进食粗纤维丰富的食物,保持大便通畅。不适时及时就诊。

(孙　林)

案例二十九 脑损伤患者的护理

一、病例

【病史】

患者浦某,男,64 岁,已婚,农民,因头部外伤 4 h 于 2009 年 7 月 15 日 3 时急诊入院。

患者于 4 h 前被家人发现倒在路边,头面部出血,鼻腔出血,问其本人受伤原因,患者不回答。急诊送入当地医院,行头部伤口清创缝合,并行脱水、止血治疗(具体用药不详),转入我院急诊科。头部 CT 示:右额叶脑挫裂伤、左额部及右额颞顶部硬膜下血肿。急诊以"颅脑外伤"收治入院。

既往史:左眼外伤史伴失明 10 余年。

【体格检查】

患者昏迷,呼唤有睁眼,遵嘱运动,回答问题基本正确,格拉斯哥评分 13 分;体温 36.8 ℃,脉搏 66 次/分,呼吸 21 次/分,血压 120/70 mmHg;双眼眶周青紫、肿胀、淤血、额面部肿胀,右额部见约 3 cm 皮肤挫裂伤,已缝合;左侧瞳孔不规则,对光反射消失,右侧瞳孔 2 mm,对光反射迟钝,双肺呼吸音清晰,心律齐,腹平软,四肢肌张力正常,四肢肌力Ⅳ级,四肢散在多处皮肤擦伤,生理反射存在,病理反射未引出。

【辅助检查】

头颅 CT 示:右额叶脑挫裂伤、左额部及右额颞顶部硬膜下血肿。

【医学诊断】

(1)急性颅脑损伤Ⅲ级。
(2)四肢多处软组织挫伤。

【住院经过】

患者急诊入院后向其家属介绍有关知识,输液、吸氧,密切观察病情变化,并积极完善各项术前准备,于 2009 年 7 月 15 日 12 时复查头颅 CT 显示:右额叶脑挫裂伤且出血较之前明显增加,脑受压明显。立即在全麻下行"脑内血肿、坏死脑组织清除和去骨瓣减压术"。术后严密观察神志、瞳孔、生命体征变化及头部伤口情况,做好头部引流管、留置导尿管的护理,做好心理护理、生活护理、并发症预防和观察;给予吸氧、取头高位、脱水、抗感染、护脑、对症等治疗,患者术后第 2 天意识障碍明显减轻,由昏睡转为嗜睡,头皮下引流管已拔除;术后第 14 天头部伤口拆线,患者体温正常,神志清楚,头部伤口愈合良好,经康复治疗,给予健康指导后于 2009 年 8 月 15 日出院。

二、护理

【护理诊断及合作性问题】

1. **清理呼吸道无效** 与脑损伤后意识不清有关。
2. **皮肤完整性受损** 与意识障碍、肢体被约束、躁动有关。
3. **便秘** 与长时间卧床、肠蠕动减慢有关。
4. **自我形象紊乱** 与患者剃头、颅骨缺损、头部皮肤瘢痕有关。
5. **潜在并发症** 颅内压增高、脑疝、癫痫发作、消化道出血等。

【护理目标】

(1) 患者呼吸道保持通畅,呼吸平稳,无误吸发生。

(2) 头部伤口愈合良好,全身受压处皮肤完好。

(3) 患者能够描述出预防便秘的方法。

(4) 能适应颅骨缺损后的身体改变。

(5) 护士严密观察病情,及早发现异常情况,积极配合抢救,并发症得到有效预防和妥善处理。

【护理措施】

(一) 手术前的护理

1. 心理护理 讲解手术的重要性及必要性,让病区内患相似疾病的病友讲解其成功病例,让患者家属心中有数,树立信心,消除对手术的紧张、恐惧心理。

2. 严密观察病情 严密观察患者的意识、瞳孔、生命体征的变化,观察患者有无头痛、频繁呕吐等颅内压增高的症状。观察有无肢体活动障碍、抽搐、语言障碍。

3. 体位 取头高位,抬高床头 15°～30°。

4. 禁饮食 患者因颅脑损伤严重,意识障碍,频繁呕吐,应暂禁饮食,以免导致误吸,待开颅术后 6 h再给予鼻饲流质食物。

5. 防治感染 头面部、四肢有开放性皮肤损伤,协助医生给予伤口清创,遵医嘱正确、按时使用有效抗生素,同时注意观察用药效果及药物的副作用。

(二) 手术后的护理

1. 体位 患者术后生命体征稳定后应取头高位,抬高床头 15°～30°,以利于颅内静脉回流,降低颅内压。

2. 呼吸道管理 保持呼吸道通畅,防止窒息。及时吸氧,防止脑缺氧。

3. 病情观察 严密观察患者的意识、瞳孔、生命体征的变化,同时注意观察肢体活动的变化,预防颅内血肿的发生,并记录在特护记录单上。

4. 引流管的护理 各种引流管应固定好,翻身时注意不要扭曲、打折。注意引流管的高度,硬脑膜外皮下引流高度与头颅平齐。注意观察引流液的颜色、量。交接班时要有标记,不可随意调整脑引流管的高度。引流管内液面有波动说明引流通畅,如发现引流不通畅要及时通知医生。

5. 头部冰敷 患者入院后,用冰袋垫于头部,术后 6 h 开始给予头部冰敷,头部冰敷能对颅脑外伤起到止血作用,还能减少脑耗氧量,保护血脑屏障,抑制毒性产物对细胞的损害,保护神经功能,减轻脑水肿,降低颅内压。

6. 药物治疗 术后按时输入脱水剂,20％甘露醇 250 mL 半小时内输入,合理应用抗生素,防止感染。

7. 并发症的观察与护理

(1) 患者不能进食者要加强口腔护理,预防口腔炎的发生。

(2) 术后注意翻身,防止压疮和肺炎的发生。

(3) 对患者做深静脉穿刺,注意静脉穿刺部位的皮肤,每天更换穿刺部位的敷料,应尽早拔除,防止静脉血栓发生;注意观察下肢皮肤的颜色、温度及有无水肿形成,发现异常及时采取措施。

【效果评价】

(1) 患者呼吸道呼吸平稳,无误吸发生。

(2) 头部伤口愈合良好,全身受压处皮肤完好。

(3) 患者每日多饮水,多食蔬菜、水果,腹部给予顺时针按摩,增加肠蠕动,无便秘发生。

(4) 能适应颅骨缺损后的身体改变。

(5) 未发生并发症。

【健康教育】

（1）手术后鼻饲给予流质饮食，后改为半流质饮食、软食，并少食多餐，应含丰富纤维素，防止便秘。

（2）加强四肢功能锻炼，预防深静脉血栓发生。

（3）加强翻身、叩背，预防压疮和坠积性肺炎发生。

（4）出院后，遵医嘱按时服药，定时复查，不适时及时就诊。

（李　季）

胸外科护理技术

案例三十　气胸患者的护理

一、病例

【病史】

患者丁某,男,28 岁,未婚,自由职业,因突发右侧胸痛半天于 2009 年 3 月 4 日入院。

患者于 2009 年 3 月 4 日晨起床后无明显诱因突觉右侧胸部闷痛,以心前区为主,深呼吸及咳嗽时疼痛明显加重,自觉呼吸困难,未行特殊处理。门诊 X 线片提示:右侧气胸,右肺压缩约 50%。为进一步诊治收治入院。

【体格检查】

患者神志清楚,口唇轻微发绀,气管居中,营养一般,体型偏瘦。右肺呼吸音低,语颤减弱,右上肺部未闻及明显呼吸音,左肺无异常。

【辅助检查】

1. **胸片**　右侧气胸,右肺压缩约 50%。
2. **ECG**　窦性心律,心电图正常。

【医学诊断】

右侧自发性气胸。

【住院经过】

患者入院后完善各项检查,立即在肋间神经阻滞麻醉下于右锁骨中线第 2 肋间放置胸腔引流管行胸腔闭式引流术,吸氧,取半卧位,持续引流 4 天,仍有明显气泡逸出,轻微活动即感明显呼吸困难,复查 X 线片气胸未见好转,在给予充分的术前准备后于 2009 年 3 月 10 日在全麻下行"肺修补＋胸膜摩擦术"。术中见右上肺背侧有一明显漏气区域,予以缝合,在右锁骨中线第 2 肋间和腋中线第 7、8 肋间放置胸腔引流管行胸腔闭式引流。手术顺利,水封瓶内水柱波动良好,术中出血约 50 mL。术后严密观察患者生命体征变化和胸腔闭式引流情况;持续心电监护、吸氧、预防性应用抗菌药物、止血,麻醉清醒后取半卧位以利于引流,给予双氯芬酸钠塞肛止痛;鼓励患者深呼吸、咳嗽、吹气球及使用深呼吸训练器,促进肺复张;加强营养补充,给予高热量、高蛋白质、高维生素饮食;加强胸腔闭式引流的护理、导尿管护理、口腔护理、并发症预防和观察、术后康复指导等一系列治疗和护理措施;患者术后恢复良好,生命体征稳定,于术后当晚拔除导尿管并自行排尿,次日恢复饮食,术后第 2 天停止心电监护和吸氧;术后第 4 天上午拔除右腋中线第 7、8 肋间胸腔引流管;术后第 7 天经复查 X 线片肺完全复张,拔除右锁骨中线第 2 肋间胸腔引流管;术后第 10 天伤口拆线,愈合良好,无术后并发症。

二、护理

【护理诊断及合作性问题】

1. 疼痛 与组织损伤有关。

2. 气体交换受损 与胸膜腔负压破坏及肺萎陷有关。

3. 低效性呼吸型态 与通气不足、疼痛有关。

4. 恐惧 与患者突然发病、惧怕手术有关。

【护理目标】

（1）患者主诉疼痛减轻。

（2）维持有效的肺通气和肺换气。

（3）无并发症的发生。

（4）情绪保持稳定,恐惧减轻。

【护理措施】

（一）手术前护理

1. 心理护理 患者术前有恐惧感,惧怕手术,担心术后安危及康复情况。向患者说明手术的必要性、麻醉方法、手术切口、手术经过等,让患者对手术治疗有简单的了解;说明术后安置胸腔闭式引流管、留置导尿管、吸氧和输液对治疗的必要性和重要性,以取得患者的合作;向家属说明可能发生的术中意外情况及术后并发症,以取得家属的理解和支持。

2. 术前监测和常规检查 术前应监测患者的生命体征,了解一般健康状况;做血常规、出凝血时间、血型等常规检查和重要脏器包括心、肺、肝、肾等功能检查,了解患者对麻醉和手术的耐受力。

3. 饮食护理 术前应加强营养支持,给予高热量、高蛋白质、含丰富维生素的饮食,增强机体抵抗力,以减少术中意外和术后并发症的发生。术前禁食 12 h,禁水 4 h,以减少术中、术后因呕吐物误吸导致窒息或吸入性肺炎。

4. 指导患者腹式深呼吸及有效咳嗽排痰

（1）腹式深呼吸 方法:患者仰卧,腹部安置 3～5 kg 沙袋,吸气时保持胸部不动,腹部上升鼓起,呼气时尽量将腹壁下降呈舟状腹。呼吸动作缓慢、均匀,每分钟 8～12 次或更少。进行有效的腹式呼吸可缓解疼痛、减轻呼吸困难。

（2）有效咳嗽排痰 方法:取坐位或半卧位,进行深呼吸(收缩腹部),在吸气末屏气片刻,然后进行咳嗽,即咳嗽在深呼吸后进行,这样可使痰液从气道深部向大气道移动,而后咳出。有效咳嗽的声音应是低音调、深沉且在控制下进行。有效咳嗽排痰可保持呼吸道通畅,预防呼吸道感染,促进肺复张。

5. 口腔护理 口腔是进入下呼吸道的门户,细菌易通过口腔进入呼吸道,故应加强口腔护理,保持口腔的清洁卫生。

6. 观察和吸氧 严密观察患者呼吸频率、幅度及缺氧症状,给予吸氧 2～4 L/min,取半卧位,有利于呼吸。

7. 胃肠道准备 术前晚行普通灌肠,排出肠道积存粪便,以防止术后发生便秘和腹胀。

8. 备皮 上起锁骨上及肩上,下平脐部,前至对侧锁骨中线,后至对侧肩胛下角,剃除腋毛(图 30-1)。

9. 术日晨护理 测量生命体征,留置胃管、导尿管,术前 30 min 肌内注射阿托品 0.5 mg、苯巴比妥钠 0.1 g。

（二）手术后护理

1. 体位 术后患者麻醉未清醒时采取平卧位,头偏向一侧。当麻醉清醒且生命体征平稳后取半卧位。半卧位使膈肌下降至正常位置,增加胸腔容量,减少肺血流量,有利于肺通气,同时便于咳嗽排痰,有

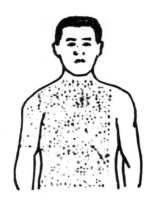
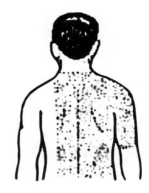

图 30-1　肺修补术手术区备皮的范围

利于胸腔引流。当患者从平卧位改为半卧位时,上身要逐步抬起,以免引起体位性低血压。协助患者坐起时,应扶其健侧手臂及头背。

2. 病情观察　持续心电监护,严密监测生命体征变化,术后 1～3 h 内,每 15～30 min 测一次脉搏、呼吸、血压,待平稳后改为 1～2 h 测一次。注意观察呼吸的频率及幅度,术后渗血、渗液吸收及感染等均可导致体温升高,需每日测体温 4～6 次。各种护理监测应详细记录,并作动态观察分析。

3. 呼吸道的护理　术后患者气管分泌物增多,鼓励并辅助患者有效地咳嗽排痰,采用指压胸骨切迹上方气管的方法;亦可站于患者健侧,叩击胸背后,双手扶住胸壁,轻压患者伤口,支撑肋骨,随患者咳嗽运动适度上抬胸廓;嘱患者轻咳几声,使痰液松动后,再深吸一口气,振动胸廓,将痰咳出。常规超声雾化吸入每日 2 次,持续 1 周。雾化的微细颗粒可达细支气管及肺泡,有消炎解痉、稀释痰液、活跃纤毛运动的作用,使痰容易咳出。鼓励患者吹气球、使用深呼吸训练器,以促使更多的肺泡扩张,使肺充分膨胀,增加通气容量。

4. 饮食护理　术后 4～6 h 麻醉清醒,无恶心呕吐,即可饮水,逐渐进食流质、半流质饮食,直至普食。鼓励患者多饮水,可使气道分泌物稀薄,易于咳出。进高热量、高蛋白质、丰富维生素、易消化食物,提高机体抵抗力,促进伤口愈合。

5. 活动　患者在麻醉清醒后,即可在帮助下行臀部、躯干和四肢的轻度活动。术后第 1 天,待生命体征平稳,开始行肩臂的主动运动,鼓励及协助患者下地活动,妥善保护引流管,严密观察病情变化,出现心动过速、头晕、气短、心悸或出汗等症状,应立即停止活动,运动量以不引起疲倦及疼痛为度。

6. 吸氧　开胸术后 24～48 h 内,由于麻醉药抑制,手术创伤疼痛,使肺通气量减少,引起患者缺氧。因此,应常规吸氧 2～4 L/min,以维持有效的呼吸功能,待患者呼吸、脉搏平稳后停用。

7. 胸膜腔闭式引流的护理　胸膜腔闭式引流是根据胸膜腔的生理特点设计的,是依靠水封瓶中液体使胸膜腔与外界隔离。胸膜腔闭式引流术用于引流胸膜腔内的积气、积液,重建胸膜腔内负压,维持纵隔的正常位置,促进肺的膨胀。

（1）胸膜腔引流的装置　使用一次性胸膜腔闭式引流装置（单瓶水封系统）。水封瓶瓶盖上有 2 个孔,分别插入长、短塑料管。瓶内盛无菌生理盐水 500 mL 左右,长管的下端插至水平面下 3～4 cm,短管下口则远离水平面,使瓶内空间与大气相通（图 30-2）。将患者胸膜腔引流管连接于水封瓶的长玻璃管上,接通后即见管内水柱上升,高出水平面 8～10 cm,并随呼吸上下波动。若水柱不动,提示引流管不通。将水封瓶安放在低于胸膜腔 60 cm 的位置,无论什么情况下都不能高于胸膜腔,防止引流液逆行感染。

（2）胸膜腔闭式引流管的护理。

①保持管道的密闭　随时检查引流装置是否密闭及引流管有无脱落;水封瓶长玻璃管没入水中 3～4 cm,并始终保持直立;引流管周围皮肤用油纱布严密覆盖并固定;搬动患者或更换引流瓶时,需双重钳闭引流管,以防空气进入;引流管连接处脱落或引流瓶损坏,应立即用手捏闭管道并行双钳夹闭胸壁引流导管,按无菌操作更换引流装置;若引流管从胸腔滑脱,立即用手捏闭伤口处皮肤,消毒后用凡士林纱布封闭伤口,协助医生做进一步处理。

②严格执行无菌操作,防止逆行感染　引流装置应保持无菌;保持胸壁引流口处敷料清洁干燥,一旦

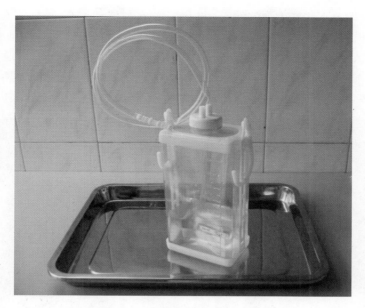

图 30-2　一次性胸膜腔闭式引流装置

渗湿,及时更换;引流瓶应低于胸壁引流口平面 60~100 cm,运送患者时双钳夹管,下床活动时,引流瓶位置应低于膝关节,保持密封。任何情况下引流瓶不应高于患者胸腔,以免引流液逆流入胸膜腔造成感染;每班严格交接引流量,并在引流瓶上作标记,每日更换一次引流瓶,引流量多时应随时更换。更换时严格遵守无菌操作规程。

③保持引流管通畅　患者取半卧位(图 30-3),鼓励患者定时咳嗽、做深呼吸运动及变换体位,以利于胸腔内液体、气体排出,促进肺扩张;定时挤压胸膜腔引流管,每 30~60 min 1 次,防止引流管阻塞、扭曲、受压。挤压方法:用卵圆钳夹住排液管下端,两手自近心端向远心端同时挤压引流管,使阻塞物得以移动而保持引流通畅,挤压完毕打开卵圆钳,使引流液流出。

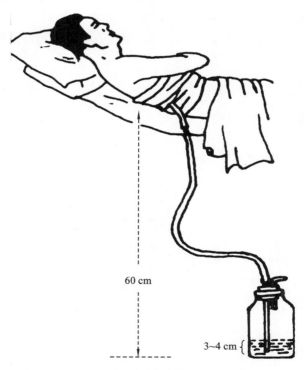

图 30-3　胸膜腔闭式引流体位

④观察和记录　注意观察长玻璃管中的水柱波动情况。因为水柱波动的幅度反映死腔的大小与胸膜

腔内负压的大小。一般情况下水柱上下波动4～6 cm。若水柱波动过高,可能存在肺不张;若无波动,可能是引流管不通畅或肺已完全扩张;但若患者出现胸闷气促、气管向健侧偏移等肺受压症状,为引流管被血块堵塞,应设法捏挤或使用负压间断抽吸引流瓶的短玻璃管,使其通畅,并立即通知医生处理;观察引流液的量、性质、颜色,并准确记录(图30-4)。手术后一般情况下引流液开始时为血样,以后颜色为浅红色,不易凝血。若引流量多,颜色为鲜红色或红色,性质较黏稠,易凝血,可能为胸膜腔内有活动性出血。

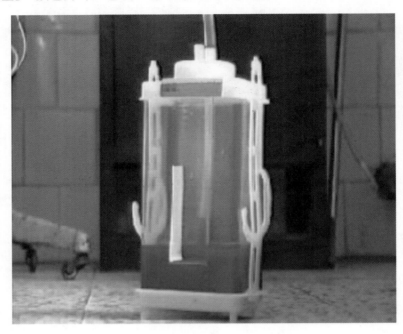

图30-4 胸膜腔闭式引流液的观察

⑤拔管 一般置引流管48～72 h后,观察无气体逸出,引流量明显减少且颜色变浅,24 h引流液<50 mL,X线胸片见肺膨胀良好,患者无呼吸困难,即可拔管。在拔管时嘱患者先深吸一口气,在吸气末迅速拔管,并立即用无菌凡士林纱布和无菌厚敷料封闭胸壁伤口,并包扎固定。拔管后注意观察患者有无胸闷、呼吸困难、切口漏气、渗液、出血、皮下气肿等,发现异常应及时通知医师处理。

【效果评价】

(1)患者疼痛消失。

(2)患者无呼吸困难,肺换气和肺通气功能正常。

(3)血气分析结果在正常范围。

(4)患者有良好的心理适应能力。

【健康教育】

(1)教给患者及家属有关气胸的知识,使他们了解气胸发生的原因和症状,避免复发。

(2)让患者说出发生气胸的急救方法。

(3)告知戒烟,避免参加不适当的体育活动。

(4)告知患者如果出现突然胸痛、呼吸困难,及时到医院就诊。

(王哲敏)

案例三十一　食管癌患者的护理

一、病例

【病史】

患者刘某,男,52 岁,已婚,工人,因进行性吞咽困难半年,于 2008 年 3 月 8 日入院。

患者自诉半年前无明显诱因进食后有哽噎滞停感,饮水后缓解,无反酸及呕吐,此后进食后哽噎感日渐加重,仅能进食半流质饮食,胃镜检查发现食管中段有新生物,活检病理学检查证实为鳞癌,为进一步治疗收治入院。

患者平时喜食腌菜、热食,每日吸烟 18 支,有 34 年吸烟史。

【体格检查】

患者神志清楚,消瘦,精神好,全身皮肤、巩膜无黄染,浅表淋巴结无肿大,两肺呼吸音清,心率 80 次/分,律齐,腹软,无压痛,肝脾肋下未及,移动性浊音(一),肠鸣音正常。

【辅助检查】

1. 胸部 CT　示食管中段占位性病变。

2. 胃镜检查　示食管中段癌,病理报告为鳞癌。

【医疗诊断】

食管中段癌。

【住院经过】

患者入院后完善各项检查,做好心理护理、呼吸道准备、消化道准备等术前准备后,于 2008 年 3 月 15 日在全麻下行食管中段癌根治术、食管-胃弓上吻合术。术后给予禁食、胃肠减压、抗生素和止血药物治疗,注意生命体征和并发症观察,加强生活护理、疼痛护理、营养支持、胃管护理、胸腔引流管护理、导尿管护理及术后康复知识的宣教等一系列治疗和护理措施。患者术后恢复良好,生命体征平稳,患者于术后第 3 天拔除导尿管后自行排尿,于术后第 4 天拔除胃管后进食、拔除胸膜腔闭式引流管,于术后第 12 天伤口拆线,伤口愈合好,未发生任何并发症。于术后第 23 天出院。

二、护理

【护理诊断及合作性问题】

1. 营养失调　与患者因进行性吞咽困难半年而营养不良相关。

2. 焦虑/恐惧　与担心疾病预后有关,与疾病知识缺乏有关。

3. 低效性呼吸型态　与开胸术后切口疼痛、留置引流管有关,与分泌物阻塞支气管、肺不张有关,与咳痰无力、害怕切口出现问题有关。

4. 心输出量不足　与术中、术后失血及补充不足有关。

5. 潜在并发症　有切口感染、乳糜胸、吻合口瘘的危险。

【护理目标】

(1) 吻合口愈合,进食、进水顺利,无贫血及低蛋白血症,能获取足够的营养。

（2）生命体征稳定，尿量正常。

（3）切口干燥，Ⅰ期愈合，无感染。

（4）疼痛减轻，能安静入睡，舒适度增加。

（5）情绪稳定，接受现实，主动配合围手术期治疗和护理，有勇气面对疾病，对康复充满信心。

（6）患者的呼吸功能正常，能进行有效的深呼吸和咳痰。呼吸道通畅，血氧含量正常，无肺部并发症。

【护理措施】

（一）术前护理

1. 心理护理 患者担心手术能否切除病灶，担心麻醉和手术意外，害怕术后可能出现的并发症。各种担心使患者表现出紧张、恐惧、情绪低落、失眠、食欲下降等。护士应与患者和家属多交流，仔细了解患者及家属的思想、心理状况，实施耐心的心理疏导。讲解手术及治疗和护理的意义、方法、大致过程、怎样配合要点与注意事项等。安慰体贴患者；讲解术后痊愈患者例子，给患者以勇敢面对疾病的信心和勇气。为患者营造安静舒适的环境，保证患者休息。争取家属的支持和配合，解除患者的后顾之忧。

2. 营养支持 患者因吞咽困难存在营养不良，水、电解质失衡。术前应保证患者的营养摄入，尽量口服高热量、高蛋白质、维生素丰富、清淡无刺激的流质、半流质饮食。

3. 保持口腔卫生 口腔内的细菌可随食物或唾液进入食管，在梗阻、狭窄部位停留、繁殖，易造成局部感染，影响术后吻合口愈合，故应指导患者勤刷牙、漱口，每餐后饮清水冲洗食管。

4. 呼吸道准备 术前劝其戒烟。指导训练患者有效咳痰和腹式深呼吸，以利于术后主动排痰，增强肺部通气量，预防术后肺炎、肺不张。

5. 胃肠道准备 术前1日进流质饮食，术前一日晚间可进少量无渣流质饮食，夜12点后禁水、禁食等待手术；手术当日晨放置胃管，通过梗阻部位时不要强行插入，以免穿破食管。可置于梗阻部位上端，待手术中在直视下再置于胃中。

（二）术后护理

1. 监测 监测并记录生命体征，每30 min一次，平稳后可改为每1～2 h 1次。

2. 呼吸道护理 术后应密切观察呼吸型态、频率和节律，听诊双肺呼吸音是否清晰，有无缺氧表现。气管插管拔除前，随时吸痰，保持气道通畅。术后第1日每1～2 h鼓励患者深呼吸、吹气球、吸深呼吸训练器，促使肺膨胀。

3. 维持胸膜腔闭式引流通畅 观察引流液量、性质并记录。术后2～3日，胸膜腔闭式引流出暗红色血性液体逐渐变淡，量减少，24 h液量<50 mL时可拔除引流管。拔管后主要观察伤口有无渗出液，有无胸闷、气促、呼吸困难等，若有异常及时报告医生。

4. 饮食护理 术后禁食期间不可下咽唾液，以免感染造成食管吻合口瘘；术后3～4日是吻合口处充血水肿期，须严格禁饮、禁食。禁食期间持续胃肠减压，注意经静脉补充水分和营养；术后肛门排气，胃肠减压引流量减少后可拔除胃管；停止胃肠减压24～36 h后，若无呼吸困难、胸内剧痛、患侧呼吸音减弱、体温升高等吻合口瘘的症状时，可以试进食。漱口刷牙后先试饮少量清水，如无不适，可开始进流质饮食，60 mL/次，2 h一次，并逐日倍增，进食后第4日可改为全量流质饮食。全量流质饮食1周后改为半流质饮食，半流质饮食1～2周后可进普食。仍应少食多餐，细嚼慢咽，防止进食量过多、速度过快；禁食生、冷、硬食物（包括质硬的药片和带骨、刺的肉类，花生，豆类等），以免导致后期吻合口瘘；术后患者可能有胸闷、进食后呼吸困难，应告知患者是由于胃已拉入胸腔，肺受挤压暂不适应所致，建议患者少食多餐，经1～2个月后，此症状可缓解。

5. 胃肠减压的护理 术后3～4日持续胃肠减压，保持胃管通畅，固定胃管严防脱出。严密观察引流液的量、性状、气味并准确记录。术后6～12 h内可从胃管内抽吸出少量血性液或咖啡色液，以后引流液颜色将逐渐变浅。若引流出大量鲜血或血性液，患者出现烦躁、血压下降、脉搏增快、尿量减少等，应考虑吻合口出血，立即通知医生并配合处理。经常挤压胃管，勿使管腔堵塞。胃管不通畅时，可用少量生理盐水冲洗并及时回抽，避免胃扩张增加吻合口张力并发吻合口瘘。胃管一旦脱出应严密观察病情，不应再盲目插入,以免戳破吻合口,造成吻合口瘘。

6. 并发症的预防

(1)吻合口瘘 食管癌手术极为严重的并发症,死亡率高达50%。吻合口瘘的临床表现:呼吸困难、胸腔积液、全身中毒症状、高热、血白细胞计数升高、休克甚至脓毒血症。吻合口瘘多发生在术后5～10天,此期间应密切观察有无上述症状,一旦发现立即通知医生并配合处理。

(2)乳糜胸 乳糜胸是比较严重的并发症,多因伤及胸导管所致,多发生在术后2～10天,少数病例也可在2～3周后出现。术后早期由于禁食,乳糜液含脂肪少,胸膜腔引流液可为淡红色或淡黄色液,量较多,恢复进食后,尤其是脂肪饮食,胸膜腔内的液体变为乳白色,乳糜液漏出量增多,每日的引流量可达数百毫升至一两千毫升,积聚在胸腔内,压迫肺及纵隔。患者表现为胸闷、气急、心悸甚至血压下降。乳糜液大量漏出可造成全身消耗,衰竭而死亡。发现有上述症状应立即置胸膜腔闭式引流管,及时引出乳糜液使肺膨胀。可用2.5 kPa负压持续吸引,有利于胸膜形成粘连,部分患者可自愈。如10～14天仍未愈,一般需再次开胸,行胸导管结扎术,同时给予肠外营养支持治疗。

【效果评价】

(1)患者手术前进食半流质饮食,同时提供静脉营养支持,营养状况得到改善表现为体重无明显下降,能适应手术。患者术后第4天拔除胃管后即进少量水,后进流质、半流质饮食,出院前过渡到普食,无不适,营养状况得到改善。

(2)能了解手术知识并能配合完成术前准备,3月15日顺利进行手术;了解并掌握康复知识。

(3)患者在医护人员协助下能进行有效的咳嗽、咳痰,生命体征趋向平稳,无肺炎、肺不张发生。

(4)患者尿量正常,无脱水、电解质紊乱等。

(5)患者术后未发生并发症。

【健康教育】

(1)指导患者进行适当的活动,掌握活动量,避免疲劳,保证充足睡眠。继续患侧上肢功能锻炼,半年内勿提重物。

(2)指导患者合理进食,进食原则为少量多餐,由稀到干,食量逐渐增加,注意观察进食后的反应,避免刺激性食物,避免进食过快、过量及过硬食物,质硬的药片可碾碎后服用,以免导致吻合口瘘。

(3)定期复查,根据病情坚持放疗或化疗。放松心情以利于康复,增加患者战胜疾病的信心。

(张晓红)

泌尿外科护理技术

案例三十二　尿道损伤患者的护理

一、病例

【病史】

　　患者乔某,男,42岁,已婚,工人,因车祸受伤3 h于2008年3月22日急诊入院。

　　患者3 h前因车祸碾压髋部后出现下腹部胀痛,伴尿道口渗血、排尿困难、尿潴留,患者神志清楚。门诊X线检查:骨盆骨折,骨折无移位。为进一步诊治收治入院。

【体格检查】

　　患者神志清楚,痛苦面容。体温37.2℃,脉搏78次/分,呼吸20次/分,血压90/60 mmHg。专科检查:双肾区无叩击痛、压痛,下腹部膀胱区膨隆,叩击有浊音,腹肌紧张,有压痛,无反跳痛,尿道外口渗血,髋部皮肤青紫淤斑,活动受限。

【辅助检查】

　　1. 导尿检查　导尿管不能插入,尿道连续性中断。

　　2. 腹部平片　骨盆前后位片显示骨盆骨折,骨盆稳定,骨折无移位。

　　3. 膀胱尿道造影　显示尿道断裂。

【医学诊断】

　　(1)尿道断裂。

　　(2)骨盆骨折。

【住院经过】

　　患者入院后立即建立两路静脉通道,在局麻下行B超引导膀胱穿刺造瘘排出尿液,穿刺后行膀胱尿道造影示尿道断裂。积极行输血、补液、抗感染等对症治疗,完善术前准备,于2008年3月22日在全麻下行尿道吻合术。术后密切观察患者的生命体征变化,做好引流管护理及皮肤护理,给予心理护理,协助生活护理,同时加强并发症的预防和观察。患者术后生命体征平稳,恢复良好;耻骨后隙引流管于术后1周拔除;导尿管于术后第4周拔除,拔管后立即行尿道扩张,指导患者床上排尿,排尿通畅,伤口愈合佳;患者心情愉快,接受康复指导后于4月28日转入骨科继续治疗。

二、护理

【护理诊断及合作性问题】

　　1. 恐惧/焦虑　与外伤打击、害怕手术和担心预后不良有关。

2. 组织灌注量改变　与创伤、骨盆骨折出血有关。

3. 排尿异常　与尿道损伤、尿道狭窄有关。

4. 潜在并发症　感染、尿道狭窄。

【护理目标】

（1）患者的恐惧/焦虑感减轻。

（2）患者能维持有效的循环血容量。

（3）患者排尿异常的危险性降低。

（4）患者不发生感染，无尿道狭窄。

【护理措施】

（一）手术前的护理

1. 心理护理　尿道断裂患者由于血尿、尿道口滴血、排尿困难而非常紧张，同时，担心是否会影响今后正常的性生活而忧心忡忡。所以，护士应多与患者交谈，主动关心患者及家属，给患者以安慰和鼓励，并告诉他们治疗方案，从而减轻患者的焦虑和恐惧，能积极配合治疗及护理工作。

2. 维持体液平衡　密切观察生命体征，防治休克。遵医嘱合理补液、输血，以维持体液、电解质及酸碱平衡。

3. 严密观察病情　定时测量患者的体温、脉搏、呼吸、血压，并详细记录；严密观察患者的腹部症状、体征及全身情况。

4. 膀胱造瘘管的护理　妥善固定，保持引流通畅，避免受压、折叠、扭曲或滑脱，注意观察并记录引流液的颜色、性质及量，若有异常应及时向医生报告（图 32-1）。

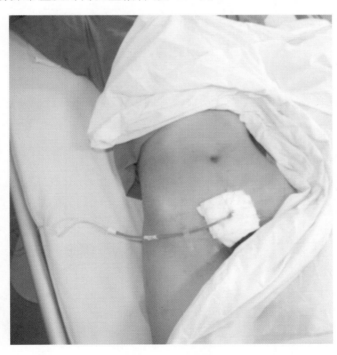

图 32-1　膀胱造瘘管

5. 备皮　完善各项术前检查，做好手术区备皮（图 32-2）。

（二）手术后护理

1. 病情观察　严密观察患者的生命体征、腹部症状和体征的变化。

2. 引流管的护理　妥善固定各种引流管，保持引流通畅，定时更换引流袋，并严格执行无菌操作。观察引流液的量、色、质的变化并及时记录，如有异常及时通知医生处理。

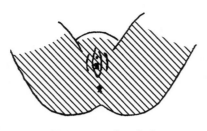

图 32-2　手术区备皮

3. 预防感染　保持伤口敷料清洁干燥,加强造瘘口周围皮肤护理;冲洗膀胱,冲洗液中加庆大霉素可有效预防感染,防止血凝块堵塞尿管;鼓励多饮水,以增加尿量,起内冲洗作用;保持大便通畅,便后及时清洗,防止污染伤口;进食高蛋白质、高热量饮食。卧床期间做好基础护理、皮肤护理,防止压疮发生。

4. 体位　患者取平卧位,间断按摩受压皮肤,使患者舒适。

5. 尿道扩张的护理　理解、关心、体贴患者,向其解释尿道扩张术是治疗尿道狭窄、解除排尿困难的唯一措施,使其消除恐惧心理,积极配合治疗。做好并发症的预防及护理,具体措施如下。

(1)操作前应了解狭窄部位、程度,后尿道自然弯曲、探子前端弯度及年龄较大患者因前列腺增生致尿道曲度的改变。

(2)扩张时不宜用过细或过粗的尿道探子,手法要轻柔,切忌暴力,以免造成假道或大出血。

(3)术后观察有无穿破后尿道导致的前列腺及膀胱周围尿外渗,严密观察会阴、直肠、耻骨上区疼痛及排尿困难,一经发现应及时报告医师,并协助处理。

(4)术后嘱患者休息以观察有无尿道口出血,损伤轻微出血不多时,患者仅感尿道疼痛及轻微血尿,排尿时疼痛加重,患者应多饮水,口服抗生素,留院观察 2~3 h。

(5)观察患者有无尿频、尿急、尿痛及烧灼感。术后数小时出现恶寒、高热、呕吐、全身不适者,应遵医嘱静脉应用广谱抗生素。

【效果评价】

(1)患者焦虑程度明显减轻,对疾病有一定的了解,积极配合治疗。

(2)患者生命体征稳定,无体液不足发生。

(3)患者能自行排尿,了解尿道扩张的意义并能很好地配合。

(4)患者术后无并发症,无感染发生。

【健康教育】

(1)讲解术后卧床、进食、活动、骨盆骨折患者长时间卧床等方面的注意事项,以及多饮水、进食易消化食物的意义。

(2)告知留置导尿管及膀胱造瘘的意义。

(3)讲解后期扩张尿道的意义。

(张小红)

案例三十三　膀胱结石患者的护理

一、病例

【病史】

患者刘某,男,69 岁,已婚,退休工人,因膀胱结石于 2008 年 8 月 19 日入院。

患者半年前无明显诱因出现解小便时下腹部疼痛并向尿道口及大腿根部放射,尿线无力甚至呈滴沥状,未行特殊处理。门诊 B 超检查提示:膀胱结石。为进一步诊治收入院。

【体格检查】

患者神志清楚,呈焦虑状,营养良好,微胖体型,全身皮肤、巩膜无黄染,淋巴结无肿大。腹平软,下腹部无明显压痛;双肾区叩击痛(一),双下肢无水肿,生理反射存在,病理反射未引出。

【辅助检查】

1. **胸片** 两肺未见明显活动性病灶,余无特殊。
2. **ECG** 窦性心律,正常心电图。
3. **B超检查** 膀胱内下端可见 2.6 cm×3.5 cm 强回声光团,其后伴声影。

【医学诊断】

膀胱结石。

【住院经过】

患者入院后完善术前各项检查,落实入院及术前健康宣教、"三短九洁",患者情绪较稳定,一般情况好。于 2008 年 8 月 23 日在硬膜外麻醉下行膀胱切开取石术,术中取出结石约 4 cm×3 cm×2 cm 大小,质硬,色暗红。术后严密观察患者病情变化、伤口敷料及愈合状况;给予持续心电监护、吸氧,预防性应用抗菌药物,持续膀胱冲洗;加强营养,做好伤口护理、导尿管护理、生活护理、并发症预防和观察等一系列护理措施;患者术后恢复良好,生命体征稳定,于术后 6 h 进软食,次日晨停止心电监护和吸氧;术后第 3 天改持续膀胱冲洗为每日 1 次,术后第 7 天拔除导尿管后自行排尿,腹部切口敷料干燥;术后第 9 天伤口拆线,愈合良好,患者无术后并发症,于 2008 年 9 月 2 日出院。

二、护理

【护理诊断及合作性问题】

1. **疼痛** 与结石刺激引起的炎症、损伤及平滑肌痉挛有关。
2. **有感染的危险** 与结石梗阻、尿液淤积有关。
3. **知识缺乏** 缺乏有关病因和预防复发的知识。

【护理目标】

(1)患者疼痛减轻或消失。
(2)患者感染的危险性下降或未发生感染。
(3)患者能说出形成尿路结石的致病因素和预防结石复发的方法。

【护理措施】

(一)手术前护理

1. **心理护理** 护士要面带微笑,态度和蔼,言谈举止应表达出对患者健康的关怀,取得患者的信任。向患者说明手术对疾病治疗的重要性和可行性,并简单介绍麻醉知识、手术经过及术后留置导尿管的重要性,让患者对自己的手术有常识性的了解,以减轻对手术的陌生感和恐惧感。倾听患者的诉说,耐心回答患者提出的各种问题,从中了解患者对疾病、对手术的认识和要求,以及目前有何顾虑,发现心理问题及时疏导,营造一种平等、祥和、亲切的氛围,满足患者的心理需求,增强患者战胜疾病的信心,以最佳的心理状态接受手术。

2. **实验室检查** 术前应作血常规、出凝血时间、血型等常规检查和重要脏器功能检查,包括心、肺、肝、肾功能,了解患者对麻醉和手术的耐受力。

3. **饮食护理** 应增强患者营养,给予高热量、高蛋白质、高维生素饮食,增强机体抵抗力,以减少术中意外和术后并发症的发生。术前禁食 12 h,禁水 4 h,以减少术中、术后因呕吐物误吸导致窒息或吸入性肺炎。

4. **呼吸道准备** 告知禁止吸烟,指导患者做深呼吸及有效的咳嗽、排痰练习,预防术后肺部并发症的发生。

5. 胃肠道准备 术前晚行清洁灌肠,排出肠道积存粪便,以防术中患者麻醉后肛门括约肌松弛,大便排出,增加手术污染的机会,还可防止术后发生腹胀。

6. 备皮 上平剑突,下至大腿上 1/3 前、内侧,两侧至腋后线备皮,外阴部剃去阴毛(图 33-1)。

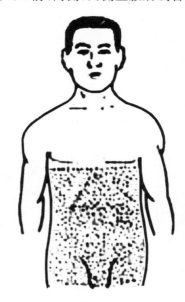

图 33-1　膀胱切开取石手术区备皮的范围

7. 术日晨护理 监测生命体征,留置三腔导尿管(图 33-2),术前 30 min 肌内注射阿托品 0.5 mg、苯巴比妥钠 0.1 g。

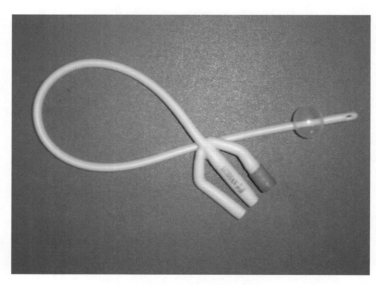

图 33-2　三腔导尿管

(二)手术后护理

1. 体位 术后平卧 4～6 h,生命体征平稳后改半卧位,以利于呼吸和引流。

2. 病情观察 注意观察生命体征变化,切口敷料有无渗血、渗液,并认真书写护理记录。

3. 膀胱冲洗的护理 通过留置导尿管将一定的药液注入膀胱后再由导尿管排出,如此反复数次,称为膀胱冲洗(图 33-3、图 33-4)。

(1)膀胱冲洗的目的　清除膀胱内血液,预防凝血块形成。

(2)膀胱冲洗的方法　分为持续膀胱冲洗和间断膀胱冲洗。

① 持续膀胱冲洗　在留置三腔导尿管基础上,输液瓶(内盛冲洗液)及输液器挂于输液架上(使瓶内

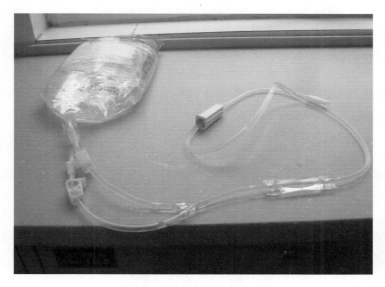

图 33-3　膀胱冲洗液及冲洗管

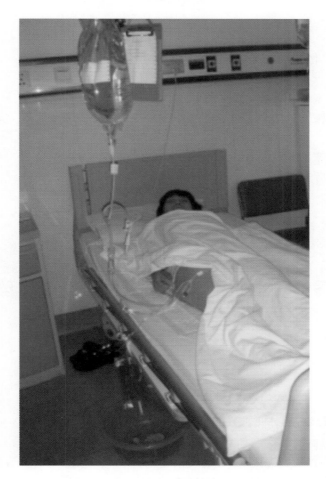

图 33-4　膀胱冲洗

液面距床面 60 cm),排气,下端以无菌操作将针头穿刺插入消毒后的冲洗管前端,同时开放冲洗管和引流管,使溶液顺着冲洗管滴入膀胱后再由引流管流出至引流袋,调节滴速(根据患者尿液颜色而定,一般保持在无肉眼血尿为宜。开始为 80～100 滴/分,以后可逐渐减为 40～50 滴/分)。

　　② 间断膀胱冲洗　同上夹闭引流管,开放冲洗管,使溶液滴入膀胱,调节滴速(一般为 80～100 滴/分)。待患者有尿意或滴入 200～300 mL 溶液后,关闭冲洗管,开放引流管,将冲洗液全部引流出来后,再关闭

引流管。按需要反复冲洗。冲洗完毕,拔除针头,取下冲洗瓶与输液器,关闭冲洗管,开放引流管,妥善固定引流袋。

（3）注意事项　① 保持冲洗管通畅,若引流不畅应及时施行冲洗抽吸血块,以免造成膀胱充盈或膀胱痉挛而加重出血。② 冲洗速度可根据尿色而定,色深则快、色浅则慢。术后随着时间的延长血尿颜色逐渐变浅,反之则说明有活动性出血,应及时通知医师处理。③准确记录冲洗量和排出量,尿量＝排出量－冲洗量。④ 膀胱冲洗时应严格执行无菌操作,冲洗过程中观察患者反应,发现异常情况时,应停止冲洗及时与医师联系。

4. 三腔导尿管的护理　① 妥善固定导尿管,防止移位和脱落;② 保持引流通畅,避免引流管折叠、扭曲、受压;③ 每日更换一次性引流袋 1 次并清洁、消毒尿道口,注意无菌操作;④ 拔管前先定时放尿,训练膀胱的舒缩功能。

5. 饮食护理　术后患者肠蠕动恢复后可进普食。鼓励患者多饮水,防止结石再发。

6. 活动　待麻醉清醒后患者即可在床上适当活动,术后 2～3 天鼓励患者下床活动,并逐渐增加活动范围和活动量,以促进机体各部位功能的恢复。

【效果评价】

（1）患者疼痛消失。

（2）患者未发生感染。

（3）患者已掌握尿路结石的致病因素、预防复发的方法。

【健康教育】

（1）说明大量饮水增加尿量的必要性及合理饮食、适当活动的重要意义,争取从生活细节中防病治病,防止结石发生。

（2）说明采用药物可降低有害成分、碱化或酸化尿液,以预防结石复发。

（3）定期复查。治疗后定期行尿液、X 线或 B 超检查,观察有无复发、残余结石情况。若出现疼痛、血尿等不适,及时就诊。

（王哲敏）

案例三十四　前列腺增生患者的护理

一、病例

【病史】

患者闫某,男,73 岁,已婚,退休工人,因进行性排尿困难 2 年,于 2008 年 3 月 25 日入院。

患者 2 年前无明显诱因出现尿频、尿急、排尿费力、尿后滴沥、夜尿增多。门诊做 B 超检查示:前列腺增生。经坦洛新(哈乐)、马沙尼、非那雄胺等药物治疗,效果不佳,为进一步诊治收入院。

患者自发病以来,无血尿和尿潴留病史,大便正常,体重无明显减轻,既往无高血压、心脏病、糖尿病病史,每日吸烟 15 支,有 55 年吸烟史。

【体格检查】

患者神志清楚,发育正常,营养中等,自主体位,体格检查合作。全身皮肤、巩膜无黄染,浅表淋巴结无肿大。两肺呼吸音清,心率 85 次/分,律齐,血压 18/11.7 kPa(135/88 mmHg),腹软,无压痛,肝脾肋下未触及,肠鸣音正常。

【专科检查】

双肾区无隆起,无叩击痛,未触及包块。双输尿管行径无压痛,耻骨上无膨隆,叩诊呈鼓音。直肠指检:前列腺明显增大,表面光滑,质韧有弹性,无触痛,中央沟变浅,肛门括约肌肌力正常。

【辅助检查】

1. **B超检查** 前列腺增生。
2. **尿流率检查** 12.4 mL/s。

【医学诊断】

前列腺增生。

【住院经过】

患者入院后在完善术前各项检查和给予充分的术前准备后,与2008年4月1日在硬膜外麻醉下行经尿道前列腺摘除术,摘除前列腺约43 g。术后严密观察病情;采用三腔气囊导尿管压迫止血,并持续膀胱冲洗,冲洗液颜色由深红色逐渐变浅;给予静脉输入抗生素和止血药,患者术后恢复良好,于术后第3天停止膀胱冲洗,第6天拔导尿管,术后第8天伤口拆线,伤口Ⅱ/甲愈合,无术后并发症发生。于2008年4月18日出院。

二、护理

【护理诊断及合作性问题】

1. **恐惧/焦虑** 与患者年老体弱,担心手术能否顺利进行,排尿费力,夜尿增多影响睡眠,担心手术效果有关。
2. **疼痛** 与手术、导尿管刺激引起的膀胱痉挛有关。
3. **排尿型态异常** 与膀胱出口梗阻、逼尿肌损害、留置导尿管和手术刺激有关。
4. **潜在并发症** 尿潴留、感染、术后出血。

【护理目标】

(1)患者恐惧/焦虑减轻。
(2)患者主诉疼痛减轻或消失。
(3)患者异常排尿型态消失。
(4)并发症得到有效预防和妥善处理。

【护理措施】

(一)手术前护理

1. **心理护理** 耐心向患者及家属解释手术的必要性及手术方法的特点,消除患者的焦虑和恐惧心理,争取患者的主动配合。
2. **一般护理** 嘱患者吃粗纤维、易消化食物,忌饮酒及食辛辣食物,多饮水,勤排尿。
3. **术前常规准备工作** 皮肤准备、皮试、上三腔气囊导尿管等。手术区备皮的范围:自髂前上棘连线至大腿上1/3的前、内、后侧,包括会阴部及臀部(图34-1)。

(二)手术后护理

1. **一般护理** 平卧2日后改为半卧位,固定或牵拉三腔气囊导尿管,防止患者坐起或肢体活动时,气囊移位而失去压迫膀胱颈口导致出血。术后6 h,如无恶心、呕吐可进流质饮食,鼓励患者多饮水,术后

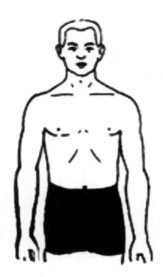

图 34-1　前列腺手术备皮的范围

1～2 天,如无腹胀可恢复正常饮食。

2. 病情观察　严密观察患者意识状态及生命体征变化;观察有无 TUR 综合征。因术中大量的冲洗液被吸收使血容量急剧增加,形成稀释性低钠血症,患者可在几小时内出现烦躁、恶心、呕吐、抽搐、昏迷,严重者出现肺水肿、脑水肿、心力衰竭等称为 TUR 综合征。

3. 膀胱冲洗　手术后立即将三腔气囊导尿管连接于密闭式膀胱冲洗装置,进行持续地冲洗,可防止凝血块形成和感染。冲洗液常选用无菌等渗盐水。注意事项:①保持冲洗管通畅,若引流不畅应及时施行高压冲洗抽吸血块,以免造成膀胱充盈或膀胱痉挛而加重出血。②冲洗速度可根据尿色而定,色深则快、色浅则慢。前列腺切除术后随着时间的延长血尿颜色逐渐变浅,反之则说明有活动性出血,应及时通知医师处理。③准确记录冲洗量和排出量,尿量＝排出量－冲洗量。

4. 膀胱痉挛的护理　逼尿肌不稳定、导管刺激、血块堵塞冲洗管等原因均可引起膀胱痉挛,从而引起阵发性剧痛、诱发出血。遵医嘱留置硬脊膜外麻醉导管,按需要注射小剂量吗啡,效果良好;也可遵医嘱口服地西泮、硝苯地平、丙胺太林或维拉帕米 30 mg 加入生理盐水内冲洗膀胱。

5. 预防感染　因患者手术后免疫力低下加之留置导尿管,易引起尿路感染和精道感染,应注意观察体温及白细胞变化,若有畏寒、发热症状,应注意观察有无附睾肿大及疼痛。早期应用抗生素,每日消毒尿道外口 2 次,防止感染。

6. 预防并发症　手术 1 周后,逐渐离床活动,保持大便通畅,避免腹压增高及便秘,禁止灌肠,以防前列腺窝出血。定时翻身防止压疮发生。

【效果评价】

(1)患者的焦虑减轻,对治疗和护理措施表现为主动配合。

(2)经过护理后,患者疼痛有所缓解,未用止痛剂。

(3)患者理解了饮水的重要性,消除了焦虑、紧张的情绪,学会自我调节,达到排尿的要求。

(4)未发生并发症。

【健康教育】

(1)术后患者要多饮水,加强营养,进食富含纤维、易消化的食物。术后 1～2 个月内避免剧烈活动,如跑步、骑自行车、性生活等。

(2)指导患者有意识地经常锻炼肛提肌。

(3)定期复查。

(李国芳)

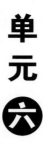

案例三十五　骨折患者的护理

一、病例

【病史】

　　患者王某,男,72 岁,已婚,退休工人。因左侧髋关节肿胀、疼痛、活动受限 3 h,于 2008 年 11 月 10 日 22 时急诊入院。

　　患者于 2008 年 11 月 10 日 19 时下楼梯时不慎摔倒,左髋着地,诉左髋部疼痛,不敢站立或行走,被家人急送入院。门诊拍片提示:左侧股骨颈骨折。

【体格检查】

　　患者神志清楚,表情痛苦。体温 36.5 ℃,脉搏 88 次/分,呼吸 20 次/分,血压 16/10 kPa(120/80 mmHg)。局部检查:患肢短缩约 2 cm,足呈 45°～60°外旋畸形,左髋部肿胀、局部压痛,移动患肢疼痛更明显,关节活动受限,足跟部或大粗隆部叩击时髋部疼痛,末梢血液循环、感觉、运动正常,足背动脉搏动可触及。

【辅助检查】

　　X 线摄片检查示:左侧股骨颈骨折。

【医学诊断】

　　左侧股骨颈骨折。

【住院经过】

　　患者入院后心理较焦虑,对疾病及治疗的相关知识了解甚少。入院后介绍有关知识,协助患者平卧硬板床休息,患肢给予持续骨牵引,指导功能锻炼,并积极进行术前准备。于 11 月 15 日 8 时在连硬外麻醉下经左侧股骨颈骨折透视行有限切开空心加压螺钉内固定术。术后患肢穿丁字鞋外展制动,密切观察患者的生命体征变化和伤口渗血情况;给予静脉输液应用抗生素及脱水剂,做好伤口引流管及留置导尿管的护理;给予心理护理,协助生活护理,指导患者行患肢踝关节及足趾的主动及被动功能锻炼、股四头肌的主动舒缩锻炼;同时加强并发症的预防和观察。患者术后生命体征平稳,恢复良好;导尿管术后第 1 天拔除,能自行解尿;伤口引流管术后第 2 天拔除;患者各项实验室检查正常,伤口愈合佳,心情愉快,接受康复指导后于 11 月 31 日出院。

　　二、护理

【护理诊断及合作性问题】

　　1. 焦虑　与患者对检查及治疗不了解和担心预后有关。

2. 疼痛　与骨折有关。

3. 体液不足的危险　与骨折出血、手术、禁食、丢失大量体液有关。

4. 知识缺乏　缺乏股骨颈骨折治疗、护理方面的知识。

5. 潜在并发症　感染、压疮、深静脉栓塞等。

6. 躯体移动障碍　与骨折有关。

【护理目标】

（1）患者情绪稳定，能主动配合治疗与护理。

（2）患者的疼痛等不适得到缓解。

（3）患者的体液不足得到纠正。

（4）患者能叙述股骨颈骨折治疗、护理等方面的知识。

（5）并发症得到有效预防和妥善处理。

（6）掌握正确的锻炼及活动方法。

【护理措施】

（一）手术前的护理

1. 心理护理　该患者是老年人，病后考虑到给子女增添负担及担心预后不良等，产生忧郁、焦虑的心理，护理人员应主动找患者谈心，及时了解其心理状态，给予安慰和帮助，并做好家人思想工作取得他们的配合，协助解决其生活及各方面困难，使患者心情舒畅，积极配合医护人员的治疗及护理。

2. 严密观察病情　定时测量患者的体温、脉搏、呼吸、血压，观察患肢疼痛及肿胀情况，并详细记录。

3. 采取合适的体位及肢位　患者卧硬板床，抬高床尾 10～15 cm（图 35-1）。术前患肢骨牵引 5～7 天，以达到制动、止痛、使肌肉放松并防止加重血管损伤的目的，骨牵引时应保持患肢外展中立位，可在两大腿之间放一软枕，防止患肢内收，穿丁字鞋防止外旋（图 35-2），随时检查牵引效果，牵引重量不能随意增减，保持牵引力的方向与股骨轴线一致，牵引绳上无障碍，无成角畸形。保持牵引针眼干燥、清洁，针眼处每日滴 70% 酒精 2 次，防止牵引针眼感染（图 35-3）。

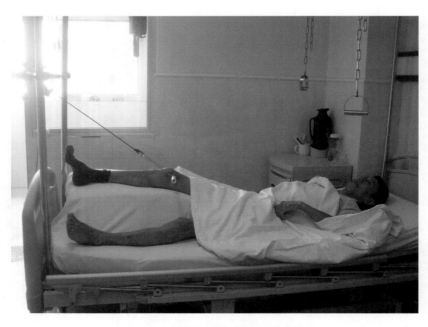

图 35-1　股骨颈骨折骨牵引的体位

4. 饮食护理　老年人胃肠功能减退，加上长期卧床和心情焦虑，消化功能减退，因此应指导患者多食富含营养、维生素、蛋白质、粗纤维及易消化食物，多饮水，保持心情舒畅，增进食欲，保持良好的排便习惯。

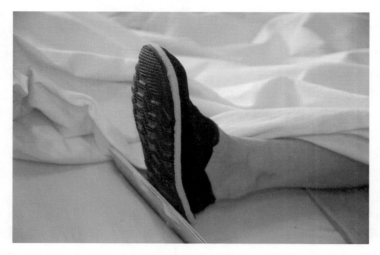

图 35-2　丁字鞋

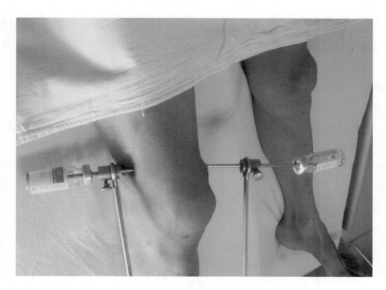

图 35-3　股骨颈骨折骨牵引针眼

5. 做好手术前常规性准备工作

（1）术前 3 天按骨科手术要求常规备皮，第 1、2 日先用肥皂水刷洗备皮区域，并用 5％碘伏消毒，再用无菌巾包裹。手术前 1 日剃手术区毛发，并用 75％酒精消毒，再用无菌巾包扎。手术日晨重新消毒后用无菌巾包裹。

（2）做普鲁卡因及抗生素皮试；交代禁饮食；由于术后疼痛及姿势的改变，可引起排便困难，所以术前一定要解释并训练床上大小便。

（3）对照 X 线片，选定规格合适的内固定物。

（二）手术后护理

1. 体位　术后常规去枕平卧 6 h，患肢保持外展中立位，膝下垫一软枕，同时抬高 20°～25°，促进静脉回流。

2. 密切观察生命体征及患肢情况　患者术后给予心电监护，密切观察生命体征的变化及患肢末梢血液循环、感觉、运动情况。

3. 伤口及引流管护理　注意观察伤口渗血、渗液情况；妥善固定橡皮引流管，保持引流通畅，观察引流液的量、性质和颜色并记录。

4. 功能锻炼　术后即可鼓励、指导患者早期进行无痛主动的功能锻炼。

（1）术后 24～48 h，嘱患者做患肢的股四头肌等长收缩以及踝关节的背伸及跖屈以促进静脉回流和防止深静脉血栓形成。

（2）术后 24～48 h 引流管拔除后，即可在床上练习屈曲髋及膝关节活动，幅度由小逐渐增大。交代患者不做盘腿动作，要平卧，禁止侧卧。

（3）术后 2～3 周，可嘱患者扶拐做部分负重练习，然后逐步锻炼，至无疼痛时方可弃拐。3 个月后参阅 X 线片，若愈合顺利可逐渐去拐负重（一般 6 个月）。

5. 疼痛护理 若术后患者诉髋关节疼痛，要判断疼痛的原因。若为术后切口疼痛可根据医嘱给予止痛剂，如杜冷丁、美菲康等，给药时必须早期足量，这样疗效较好；如果是术后肿胀导致绷带包扎过紧引起的疼痛给予止痛剂往往疗效不好，此时检查术区可感到张力过大，必须立即松解绷带，观察肢体的血液循环，患者松解绷带后疼痛迅速缓解，也不需要用止痛药。

6. 预防并发症的护理

（1）预防压疮的护理 此患者由于长期仰卧，骶尾部、足跟等部位受压过久，最易产生压疮。采用间断抬臀加身下置海绵垫以减轻骶尾部压迫的新方法，是有效预防老年股骨颈骨折患者压疮的措施。建立翻身卡，每 2 h 翻身 1 次，骨突部用 50% 酒精或红花酒精按摩。保持皮肤清洁干燥，早晚各用温水擦浴。会阴部有大小便污染时随时清洗。给患者翻身或使用便器时，动作轻柔，勿拖拽患者，以防擦伤者皮肤。

（2）预防泌尿系统感染 患者卧床时间长，容易引起尿路感染，必须加强尿道的护理。应鼓励患者多饮水，每日 2000～3000 mL，每日尿量应保持在 1500 mL 以上，达到生理性冲洗，促进细菌的排出，预防泌尿系统感染和结石。

（3）预防坠积性肺炎 鼓励患者利用牵引床上的拉手抬起上身和臀部或坐起，以增加活动量，促进深呼吸，增加肺活量。

（4）防止发生深静脉血栓 老年患者术后易发生深静脉血栓，一般静脉血栓的高发期是术后 1～4 天，在此期间注意加强对肢体肿胀程度、肤色、温度、浅静脉充盈情况及感觉的观察，认真听取患者主诉，注意对比观察，必要时测双下肢同一平面周径，发现异常及时汇报、及时处理。术后患者常规使用低分子右旋糖酐扩容和肝素抑制血栓的形成，治疗过程中注意低分子右旋糖酐的滴速要缓慢，一般为 30～40 滴/分，防止发生肺水肿。

【效果评价】

（1）患者焦虑情绪减轻，对疾病有一定的了解，能积极主动配合治疗。

（2）患者血压和心率稳定，无脱水症状。出入量基本平衡，无体液不足发生。

（3）患者对手术的相关知识有所了解并积极配合完成术前准备，能复述床上大小便训练方法。于 11 月 15 日进行手术，术后能掌握患肢功能锻炼方法等相关康复知识的内容。

（4）患者术后第 7 天，患肢可直腿抬高 40°～50°，髋关节可屈曲 60°～70°。精神状态好，饮食及排便功能正常。

（5）未发生并发症。

【健康教育】

（1）教会患者使用牵引床上拉手，活动躯体及上肢。健侧肢体可经常活动；患肢可按指导的方法进行主动锻炼。

（2）患肢保持外展中立位，脚尖向上，防止患肢外旋和内收。

（3）患者出院前，责任护士进行出院指导，指导患者继续进行功能锻炼，活动次数及量逐渐增加。

（4）告诉患者股骨颈骨折愈合时间一般是 4～6 个月，为预防骨不连和股骨头缺血坏死，一定要嘱咐患者不能让患肢过早负重。告知患者半年内避免患肢负重。同时做到六不要：术后 6 周不要交叉双腿，不要卧于手术侧，不要坐低沙发和矮椅子，坐在椅子上不要将身体前倾，不要弯腰拾物，不要坐在床上屈膝。

（5）告知患者如有病情变化及时就诊，定期到门诊复查。

（魏丛秀）

案例三十六 关节脱位患者的护理

一、病例

【病史】

患者谢某,男,36岁,已婚,工人。因车祸伤致右肘关节脱位功能障碍2 h,于2008年9月22日急诊入院。

患者于2008年9月22日11时骑摩托车与三轮车相撞,右肘着地,当时未昏迷,无头痛、呕吐,右肘疼痛并有功能障碍,右膝、左肘皮肤擦伤,被送入医院诊治。拍片提示:右肘关节脱位。

【体格检查】

患者神志清楚,表情痛苦,右膝前方、左肘后方皮肤擦伤各约1 cm×1 cm。体温36.8℃,脉搏80次/分,呼吸20次/分,血压110/70 mmHg。右肘部检查:右肘关节畸形、肿胀、压痛。肘后等腰三角消失,右肘关节不能伸屈,感觉正常,肌力稍差。右上肢末梢血液循环、感觉、运动正常。

【辅助检查】

1. 实验室检查 红细胞计数$4.55×10^{12}$/L,白细胞计数$7.1×10^9$/L,中性粒细胞59.4%。

2. 右肘正侧位片 右肘关节脱位。

【医学诊断】

右肘关节脱位。

【住院经过】

患者因车祸伤2 h后入院,入院后立即配合医生行右肘关节脱位手法复位及屈肘位石膏托固定,行输液抗炎、止血、脱水,促进骨折愈合及药物镇痛。介绍相关知识,指导患者行右手握拳、伸掌运动,向患者讲解有关石膏固定的注意事项;右膝、右肘皮肤擦伤处行0.5%活力碘擦拭,每天两次;入院第2天9时行右肘关节正侧位X线检查,X线片显示右肘关节脱位,行手法复位后形态正常;右上肢末梢血管循环、感觉、运动正常。2008年9月27日患者要求出院,出院时右膝、左肘处皮肤擦伤处已结痂,右肘关节轻微疼痛,心情愉快。接受康复指导后于2008年9月27日出院。

二、护理

【护理诊断及合作性问题】

1. 疼痛 与右肘关节脱位有关。

2. 焦虑 与患者右肘疼痛、功能障碍,对治疗不了解和担心预后有关。

3. 有神经、血管损伤的危险 与右肘关节脱位、局部充血水肿有关。

4. 知识缺乏 缺乏右肘关节脱位的治疗、护理方面知识。

5. 潜在并发症 关节僵硬、肌肉挛缩等。

【护理目标】

(1)患者疼痛减轻。

(2)患者情绪稳定,能主动配合治疗和护理。

（3）右肘部肿胀减轻，右上肢末梢血液循环、感觉、运动正常。

（4）患者能叙述右肘关节脱位、骨折治疗及护理等方面的知识。

（5）并发症得到预防和妥善处理。

【护理措施】

1．疼痛护理　协助医生进行右肘关节手法复位及石膏托外固定（图 36-1），遵医嘱使用止痛药物，行心理安慰等。

2．心理护理　关心、同情患者，密切与患者沟通，鼓励患者诉说自己的疼痛与身体不适，有针对性地进行解释和安慰，消除患者焦虑不安及紧张心理，愉快地接受治疗与护理。

3．石膏固定的护理

（1）抬高患肢，以利于静脉回流及淋巴液的回流，减轻肿胀。

（2）注意观察石膏固定肢体的肢端血液循环，如发现皮肤发绀、发冷、肿胀、麻木或疼痛，应及时报告医生给予处理。

（3）石膏未干时应用手掌托，禁用手捏，以免在石膏上形成凹陷，对肢体形成局限性压迫。

（4）随时听取患者主诉。若患者主诉石膏内某一点疼痛切不可忽视，应及时进行处理，以免发生局部坏死。

（5）用嗅觉进行观察，如有腐臭味时，说明石膏内有压痕，已形成溃疡、坏死，应及时通知医生处理。

（6）保持石膏清洁，避免污染。严重污染时应更换石膏。

（7）石膏拆除时可做肌肉按摩，加强肘关节伸展运动，加强肌肉锻炼。

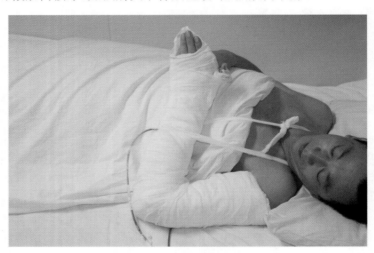

图 36-1　石膏托外固定

4．体位及活动　患者生命体征稳定，可下床活动，右上肢行前臂吊带悬吊，卧床休息时右上臂下垫软垫抬高，禁止取右侧卧位。

5．严密观察患肢末梢血液循环、感觉、运动情况并做好护理记录　定时观察患肢手指甲床颜色，手指末梢皮温；倾听患者主观感受，有无患肢麻木、疼痛、感觉迟钝等；观察患者患肢手指活动是否自如。发现异常情况及时报告医生进行处理，并将观察结果及护理措施如实地记录在护理病历上。

6．防止感染　遵医嘱给药，按时使用有效抗生素，同时观察用药效果及药物的副作用。

7．并发症的观察与护理　密切观察各种并发症的发生。

（1）感染　使用抗生素，若患者诉右肘疼痛加重，出现跳痛、患处皮肤发红、皮温高，甚至全身持续性发热、血白细胞计数增高，应警惕并发感染，应及时报告医生处理。

（2）肌肉挛缩　指导患者做患肢肌肉功能锻炼，若出现患肢较健肢变细，应警惕肌肉挛缩，及时报告医生处理。

（3）关节僵硬　指导患者做各指关节及腕关节运动。出院 4 周后拆除石膏，复查 X 线片，按医生指导行右肘关节伸展运动以防关节僵硬。

【效果评价】

（1）患者疼痛减轻，患肢肿胀减轻。
（2）患者焦虑情绪减轻，对疾病有一定的了解，积极配合治疗。
（3）患者能说出功能锻炼方法及石膏外固定注意事项。
（4）患者未发生摔倒、坠床，无神经血管损伤。
（5）患者未发生并发症。

【健康教育】

（1）饮食清淡，忌食辛辣油腻刺激性食物，多食新鲜水果、蔬菜、富含钙质食物。
（2）保持石膏完整、干燥、整洁。
（3）鼓励患者做石膏内的肌肉收缩运动。如握拳、伸掌运动，防止肌肉萎缩，促进血液及淋巴液回流，以利于消肿。
（4）禁止使用硬物抓挠石膏内皮肤，以防皮肤损伤。
（5）出院 4 周来院拆除石膏并复查。

（苏学华）

案例三十七　腰椎间盘突出症患者的护理

一、病例

【病史】

患者赵某，男，42 岁，腰痛伴左下肢放射痛 1 年，加重 1 周。患者 1 年前腰痛，伴左下肢疼痛、麻木，曾行中医针灸、理疗及外敷贴剂等处理，症状缓解。1 周前因抬家具而致腰部剧烈疼痛，不能行走，于 2008 年 9 月 10 日入院治疗。

【体格检查】

患者神志清楚，痛苦面容，腰部向左侧弯曲，强迫体位，腰部 $L_4 \sim L_5$ 左侧深压痛（＋），叩击痛（＋），向小腿足部放射痛，左直腿抬高试验（15°）（＋）。

【辅助检查】

CT 及 MRI 显示：$L_4 \sim L_5$ 椎间盘向左后侧突出，压迫神经根和硬脊膜。

【医学诊断】

$L_4 \sim L_5$ 椎间盘突出症。

【住院经过】

患者入院后在完善各项检查和给予较充分的术前准备（包括心理护理、有关疾病及治疗方法介绍、患者治疗时的具体配合方法及治疗后的康复锻炼的目的及意义等）后，首先给予患者 $L_4 \sim L_5$ 椎旁注射治疗，减轻椎间盘的水肿，缓解患者的疼痛，使用当归、维生素 B_1、维生素 B_{12} 及地塞米松 5 mg 每日一次，3 日后停用地塞米松，其他药物继续椎旁注射，起到活血化瘀及营养神经的作用，同时配合中药离子导入及腰椎电动牵引治疗,1周后患者疼痛明显减轻,但直立行走后左下肢疼痛、麻木加重,于 2008 年 9 月 20 日行 $L_4 \sim L_5$ 椎间盘臭氧微创治疗,术后实施腰部中药离子导入治疗及康复锻炼计划,9 月 26 日患者痊愈出院。

二、护理

【护理诊断及合作性问题】

1. **焦虑/恐惧** 与担忧预后、精神紧张等有关。
2. **疼痛** 与肌肉痉挛、突出椎间盘压迫、刺激神经根等有关。
3. **知识缺乏** 缺乏休息及腰背肌锻炼的知识。
4. **躯体移动障碍** 与疼痛、肌肉痉挛有关。
5. **个人应对无效** 与疼痛影响日常生活有关。
6. **有受伤的危险** 与颈椎疾病步态不稳有关。
7. **潜在并发症** 肌肉萎缩、神经根粘连、脊髓损伤等。

【护理目标】

(1) 患者情绪稳定,能正视疾病带来的不适。
(2) 患者自述疼痛减轻或消失。
(3) 患者能复述疾病发生、预防、治疗等方面的知识,能按计划进行功能锻炼。
(4) 患者能够使用适当的辅助器具增加活动范围。
(5) 患者能采取有效措施使疾病的影响减至最低程度。
(6) 患者没有出现受伤情况。
(7) 患者住院期间无并发症出现或并发症能被及时发现和处理。

【护理措施】

(一)疼痛的处理

(1) 告诉患者绝对卧床休息,使突出的椎间盘和神经根的炎性水肿减轻或消退,从而缓解疼痛。

(2) 骨盆牵引可减轻椎间隙的压力,使早期突出的椎间盘部分还纳而改善症状。牵引重量一般在 20 kg 以内,可以持续或间断牵引。

(3) 热敷等理疗可促进局部血液循环,减轻肌肉痉挛,也可缓解疼痛。

(二)手术前后护理

(1) 术前教会并鼓励患者进行腰背肌锻炼。

(2) 术后患者卧硬板床,术后饮食无特殊禁忌。

(3) 除观察生命体征外,还需注意伤口是否疼痛,双下肢感觉和运动有无异常,与术前相比有无改善。

(4) 术后至少每 2 h 给患者轴线翻身一次;术后当天练习直腿抬高,3 天后开始腰背肌锻炼。

(5) 术后的功能锻炼程序如下。

①第一阶段(术后第 3～5 天):

a.仰卧位直腿抬高运动及下肢屈伸运动:防止神经根粘连,初次由 30°开始,保持时间由 15 s 开始逐渐增加,10 次/组,2～3 组/天(图 37-1)。

b.踝关节背伸背屈运动:每个动作保持 10 s,重复 20 次/组,3～4 组/天(图 37-2)。

②第二阶段(主要做腰背肌锻炼):

a.5 点支撑法(术后 5～7 天):平卧于硬板床上,用头、双脚、双肘 5 点支撑,将臀部抬起,臀部尽量抬高。保持 10 s,重复 20 次/组,2～3 组/天(图 37-3)。

b.3 点支撑法(术后 7～9 天):平卧于硬板床上,用头、双脚 3 点支撑,将臀部撑起,臀部尽量抬高。保持 10 s,重复 20 次/组,2～3 组/天(图 37-4)。

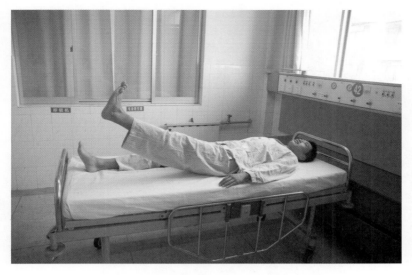

图 37-1　仰卧位直腿抬高运动及下肢屈伸运动

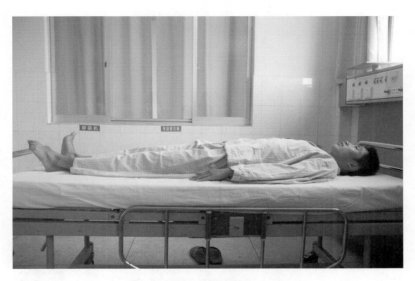

图 37-2　踝关节背伸背屈运动

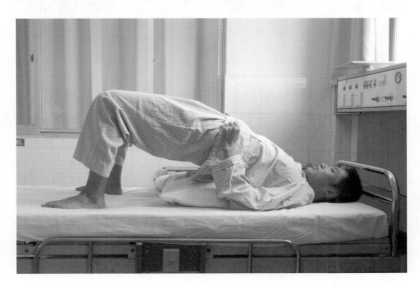

图 37-3　5 点支撑法

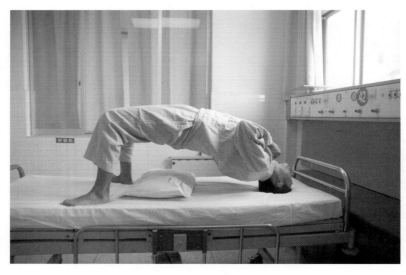

图 37-4　3 点支撑法

　　c. 4 点支撑法(术后 9～10 天):即拱桥支撑法,平卧于硬板床上,用双手、双脚将身体全部撑起,呈拱桥状。保持 10 s,重复 20 次/组,2～3 组/天(图 37-5)。

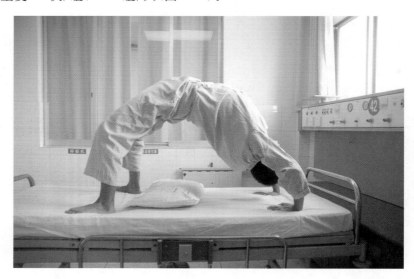

图 37-5　4 点支撑法

　　d.飞燕点水法(术后 10～15 天):俯卧于硬板床上,头、双上肢、双下肢后伸、腹部接触床的面积尽量小,呈飞燕状。保持 10 s,重复 20 次/组,2～3 组/天(图 37-6)。

　　③第三阶段(术后 30 天开始):指导患者正确使用腰围,避免活动时造成脊柱扭曲。选择腰围与患者的体型相符,一般上至上肋弓,下至髂嵴下,不宜过紧。在佩戴腰围的情况下练习下床活动,练习站立法,即站立时双脚分开与肩同宽,双手叉于腰部,挺胸凸腹,使腰背肌收缩。行走时姿势正确,抬头挺胸收腹,坐位时必须端正,不要弯腰。

　　(6)康复期告诉患者出院后行走和外出时需戴腰围,应由简及繁,由轻渐重。平日仍要坚持进行腰背肌锻炼,防止肌萎缩;指导患者卧床时取床头抬高 30°,同时取屈膝位有利于减少脊柱前凸,缓解背肌疼挛;纠正患者的不良姿势,如拾物时屈膝下蹲,不从仰卧位直接起床等,增加自我保护知识。

【效果评价】

　　(1)患者焦虑/恐惧程度减轻。

　　(2)患者疼痛减轻,舒适感增加。

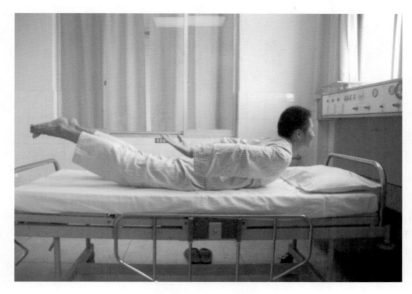

图 37-6 飞燕点水法

（3）患者能复述疾病发生、预防、治疗等方面的知识，能按计划进行功能锻炼。

（4）患者肢体感觉、运动功能恢复。

（5）患者能采取有效措施，积极配合治疗和护理。

（6）患者未发生意外伤害，能陈述预防受伤的方法。

（7）无并发症发生。

【健康教育】

（1）出院后继续医院内所学的锻炼，选择性实施，次数时间取决于具体情况，运动量循序渐进，运动中有一定间歇，避免腰部过度劳累。

（2）不要连续使用腰围3个月以上，以免造成肌肉废用性萎缩。

（3）6个月以内避免剧烈活动及提重物，尽可能避免久坐、跑、跳，避免睡软床，从地上搬起重物时应采取屈膝、下蹲的姿势提取，建立良好的生活方式，经常改变坐姿，加强腰背肌锻炼半年以上，增强腰部肌肉及脊柱稳定性。

（4）加强营养，保持良好心境。

（5）注意保暖，避免寒冷刺激。

（许先芳）

参 考 文 献

[1] 熊云新.外科护理学[M].2 版.北京:人民卫生出版社,2011.

[2] 叶志香,倪洪波,王秋颖.外科护理技术[M].武汉:华中科技大学出版社,2010.

[3] 冉宏,徐艳,王建英.外科护理技术实训教程[M].武汉:华中科技大学出版社,2010.

[4] 曹伟新,李乐之.外科护理学[M].4 版.北京:人民卫生出版社,2007.

[5] 吴在德,吴肇汉.外科学[M].7 版.北京:人民卫生出版社,2008.

[6] 李国芳,张月. 外科护理学. [M].西安:第四军医大学出版社,2007.

[7] 王宇,张玲.手术室护理技术手册.3 版.北京:人民军医出版社,2006.

[8] 袁爱娣.内外科护理学实训指导[M].北京:人民军医出版社,2007.

[9] 党世民,张宗业,金鹤万.外科护理学[M].北京:人民卫生出版社,2008.